井岡達也

がん治療　うまくいく人、いかない人

GS

幻冬舎新書

665

はじめに

突然だから不安になるのです

私はがんの専門医として長年治療に携わってきました。多くの患者さんやご家族と接してきて、いつも感じることがあります。それは、患者本人も家族も不安と戦っているということです。

がんになるのは突然です。まさに青天の霹靂《へきれき》。初めてのことですから、本人も家族も慌てふためきます。どうしようもないくらい不安に打ちのめされます。診断結果がわかると皆さんは、まず死を意識する、といっても過言ではありません。それくらい大変な病気といえます。

そんな不安な気持ちで過ごす中にあって、患者、家族の皆さんは、がんについての情報をたやすく得ることができる状況にあります。雑誌、書籍、インターネットなどで、誰もが手早く、たくさんの情報を得ることができるでしょう。

その情報の中には、不安な気持ちにつけ込んだ怪しい情報や医学的に首をかしげたくなる情報もあります。うかつにも信じて、だまされてしまうこともあります。長年がん専門医として勤務してきた中で、私は、よくない情報に惑わされて、治療がうまくいかなかった患者さんもたくさん見てきました。

こんな方々に読んでほしい

多くの方は、がん治療に慣れていません。当然のことです。がん治療に慣れてなんかほしくないと心から思っています。それは慣れる前に治ってほしいからです。

そのためにも、本書は次のような方々に読んでいただけたらと思います。

・はじめて「がん」と告知され、不安にさいなまれている方
・治療がうまくいっているのかどうか不安な方

・最初の治療でいい結果が出ず、落ち込んでいる方
ぜひ最後までお付き合い下さい。

妻ががんになり、こう思った

じつは、本書の執筆中に私の最愛の妻ががんになりました。いつもがん患者の方々と接している私でしたが、妻の病状を知り、多くのご家族と同じように慌てふためきました。不安で不安で眠れない夜が続きました。そして仕事の段取りや計画を全部見直し、妻のために生活し、妻に寄り添うことを決心しました。

しかしいろいろな計画が崩れてしまい、落ち込む毎日が続きました。でも妻には生きていてほしい。そのためには何ができるかを考え続けました。私はがんの専門医ですが、妻の治療については、診てくれている妻の主治医にすべてお任せしようと決心しました。主治医の先生は私の職業を知っていましたが、がん患者の家族として接してくださり、私も医者ではなく、がん患者の家族として先生に接しています。

ですので、妻にはがん専門医として治療について意見を述べることは避け、一個人、家族として付き添うようにしています。ストレスから愚痴るときはしっかりと聞いてあげ、気分の良いときは一緒に散歩をし、カフェで飲み物を飲みながら過ごすという何気ない時間を大切にしました。

私は、妻の前では医師から立ち位置を変え、家族として接してきましたが、やはり不安で不安で仕方ありませんでした。「自分が忙しすぎて、妻のことを気遣ってやれなかった」「もっと早く気づくべきだった」などと後悔で頭がいっぱいで、仕事が手につかないときもありました。

そんなとき、私が担当する患者さんや家族のことを思い浮かべると、なんと皆さんはよく耐え、よくやっているのだろうと思い知らされました。私もがん患者の家族となったのだから、現実をしっかり受け止め頑張ろうと思いました。

そして医師としては、今まで以上に患者や家族に寄り添って、できる限りの治療やケアをしなければならないと強く思いました。

本書は、がん患者を家族に持つ医師として、できるかぎりわかりやすく、そしてがんを患う方と家族の不安を少しでも取り除くことができるよう心を込めて書き上げました。

がん治療　うまくいく人、いかない人／目次

編集協力 上保文則
編集企画 シーエーティー
DTP 美創

基礎編

がんと診断されたとき
知っておくべきこと

告知から治療計画をどう受け止めるか

がんと診断されると、医師から告知を受けます。誰にとっても初めてのことで、気が動転します。家族も冷静ではいられないことでしょう。

患者や家族にとって、オーバーな言い方をすれば「死刑宣告」を受けたともいえるかもしれません。

医師からがんの告知、治療計画の話がある際に、どのくらい冷静に受け止められるか、的確な質問、相談ができるかが、今後の治療がうまくいくか否かの岐路となるといっても過言ではありません。ここでは医師としてどのように告知を行い、治療計画を話すかをご紹介し、押さえておくべきポイントを説明しましょう。

どのように告知されるのか

がんと診断された人は、どういう経緯で診断に至るのでしょうか？

腹痛や食欲不振などの症状が気になって、近くの病院を受診したら、もう少し大きな病院を紹介されて、がんと診断された人もいれば、症状はまったくないのに人間ドックや健診でひっかかって、精密検査を追加して受けたところ、がんと診断される人もいます。

どちらにしても町の開業医によってがんの診断や告知が行われることはほとんどなく、追加の精密検査を受けた大学病院や市中病院で確定診断されて告知されることになります。

外来の検査で診断された場合、多くは外来診療を担当する中堅以上の医師から告知されることになりますが、入院の検査で診断された場合は、比較的若い先生から告知されることもあります。大きな病院では、入院患者さんは若い先生が担当することが多いからです。

告知を受けるときは家族と一緒に

外来での告知は、普段の外来診療を行っている診察室で行われます。

「次回、大事なお話があるから、ご家族が同席してください」と言って、患者さんが家族と一緒に告知を受けられるようにしてくれる医師もいますが、患者さんがお一人で受診しても淡々と告知される医師もいらっしゃいます。

たとえ予想していたとしても、がんの告知は患者さんにとって一大事ですから、できれば複数人の親族が同席することが大切です。

また、外来診療では、非常にたくさんの患者さんを次々に診察しなければなりません。いろいろと聞きたいことがたくさんある場合は、ひと通りの説明を受けた後、いったん、診察室から退出し、その日の診察がすべて終わった時間に再度時間をとってもらうか、別の日に時間をとってもらうのがよいと思います。

入院中の告知の場合、担当の若い医師から説明されることに不安があるなら、入院を指示した中堅の医師がその病状説明（医療者はムンテラという用語を使います）に同席できるか確認するとよいと思います。

担当医師からご家族に、「病状を説明しますから、明日の17時にご家族は来院してください」などとひと言ありますから、その際に「外来主治医の山田先生（仮名）はその説明に同席されるのですか？　お忙しいでしょうが、本人が安心するので、山田先生にも同席していただきたいのですが……」とお願いすれば、多くの場合うまくいくと思います。

もしも、「山田先生は、その時間、手術中なので、同席できません」などと返された場合には、「遅い時間でも家族は集まりますから、ご対応いただけませんか？」とか、「明後日でしたら、山田先生にも同席していただけますか？」などとお願いすればよいでしょう。

がんはどのような診断で見つかるのか

診断には、組織検査でがん細胞が確認される確定診断と、ＣＴ検査などで判断される画像診断があります。

画像診断は、いわゆる見た目で診断しますので、間違えることもありますが、遠隔転移（↓28ページ）が明らかな場合、画像診断でもがんの診断に間違いはないでしょう。

胆のうがんなど一部のがんでは、組織を採取することに危険を伴うことがあるので、画像診断だけで外科手術を勧められることがあります。一方、遠隔転移が明らかでも、組織を診断した結果によって治療が変更になる場合には、画像診断だけでなく組織検査も積極的に行います。

また、最近、がんの組織を調べ、がんの遺伝子情報に合わせて治療するというゲノム医療の可能性も出てきましたから、治療前の組織検査の重要性は増しています。

組織検査なしで大きな手術をすることを推奨された場合、腫瘍によって血液中や排泄物中に増える物質である腫瘍マーカーなどの情報や、良性疾患の可能性について尋ねたほうがよいでしょう。

大きな手術の結果、摘出せずに放っておいても問題のない良性の腫瘍であることがわかって「よかったですね」と言われても、その手術で摘出した臓器の機能は戻ってきません。一方で、かなり悪性が疑われるのに、手術を躊躇《ちゅうちょ》して治療が遅れ、結果的に手術がうまくいかなかったら、もっと残念です。

進行が速いがん、遅いがんがある

ここで問題となるのは、いろいろな決断を急いだほうがよいか否かということです。

がんには一般的に進行が速いがんと、遅いがんがあります。膵がんは進行が非常に速いがんとして有名ですし、前立腺がんの場合、一般的に進行はゆっくりです。

また、高齢者の場合、一般的に進行はゆっくりと言われていますが、膵がんでは高齢者でも進行は速いことが多いようです。もちろん、40代や50代といった壮年の患者さんは、進行が速いので素早い決断が要求されると思います。

複数の有名医師のセカンドオピニオン（↓70〜78ページ）を検討し、納得して治療を受けようと思っていたら、全国あちこちのセカンドオピニオン外来受診に数カ月もかかって、当初の病状とまったく変わった結果、手遅れになってしまったなどということのないように、ご自分の病気の進行速度を予想して対処するとよいでしょう。

説明を受けるときに押さえておきたいこと

病状の説明を受けるときに、医師に確認しなければならないのは、次の通りです。

①どこのがんか？
②転移はあるのか？
③組織検査はしたのか？
④外科手術ができそうか？　一般的な再発率は？
⑤術後の生活には、どのくらいの支障があるか？
⑥現在の体力や持病のある状態で、手術を乗り越えられるか？　リスクは？
⑦（手術できないと言われた場合）どんな治療があるのか？

⑧今の病院ではできないが、ほかの病院なら可能になる治療はあるのか？　たとえば、放射線治療など

まず、①の「どこのがんか？」について説明しましょう。

がんの出発点、初めにできたがんを原発巣といいますが、原発巣のできた場所（臓器）で、〇〇がんと診断します。

膵がんが肝臓に転移した肝がんがあっても、原発巣は膵臓にあるので、膵がんの治療を行います。転移してできた肝がん（肝転移）の治療方法を選択するわけではありません。

抗がん剤の選択も、原発巣ごとに適応するものが決まっていて、肝転移を伴う膵がんに肝がんの抗がん剤は投与できませんし、効果も期待できません。同様に、膵がんの肝転移に、肝がんの治療法である肝動脈塞栓《そくせん》術やラジオ波焼灼《しょうしゃく》術は行いませんし、効果も期待できません。

次に②の「転移はあるのか？」についてです。

原発巣から離れた場所にある転移を遠隔転移と呼びます。原発巣と遠隔転移してできたがんとの間の臓器には、目に見えなくても転移が広がっていると予想され、一般的には、外科手術で根治できる状態ではないと考えられます。

それは、遠隔転移はがん細胞が血管内に侵入し、血液の流れに乗って全身にばらまかれた結果として起こるものだからです。ですから、抗がん剤を注射で血管内に投与したり、飲み薬で体内に吸収させたりして、血液の流れに乗せて抗がん剤を運べば、全身に広がった可能性がある小さながんにも効果があるだろうと考えられています。

これはがんを弱めるには合理的な方法ですが、がんのないところにも抗がん剤が運ばれるために副作用が起こってしまうので、その対策や対応が必要になります。

原発巣によっては、肝転移があっても肝切除したほうがよい場合があります。肝転移を伴う大腸がんの患者さんのなかには、体調が許せば外科切除を組み合わせたほうが、長い生存が期待できる方もいます。ただし、あくまでも原発巣に対する抗がん剤と組み合わせなければなりません。

③の「組織検査はしたのか？」について説明します。

先述した通り、あとで良性だったと言われる可能性はないのか、組織型[註1]が判明したうえで治療方針が決まっているのかの確認になります。

組織検査が実施されていない場合、それは、その病院に検査設備や装置等がないなど、病院の都合でできないからなのかどうかを確認する必要があります。多くの遠隔転移があり、腫瘍マーカーなどの状況証拠から効果が期待できる治療法が予測できる場合は、組織検査を追加することで治療が遅れるというデメリットを考慮して、あえて組織検査をしないという方針もありえます。

しかし、本来、検査をしたほうがよい状況なのに、病院の都合で検査できないのであれば、治療の選択肢も限定されている可能性があり、積極的な治療を考慮しているなら転院も考える必要があります。

註1―生検や手術で採取したがんの細胞や組織を顕微鏡で調べると、がんによってがん細胞やその集団の形に違いがあり、いくつかの種類に分類することができます。これを〝組織型《けい》〟と呼びます。大腸がん、胃がん、膵がんでは、腺がんが代表的な組織型です。食道がんでは扁平上皮がんが代表的です。肺がんでは小細胞肺がんと非小細胞肺がんに大別され、非小細胞肺がんの中に、腺がんや、扁平上皮がんなどが含まれます。扁平上皮がんには、一般的に放射線治療が有効といわれています。同じ臓器のがんでも、組織型により有効な抗がん剤や治療法が変わってきます。

手術する場合は

④の「外科手術ができそうか？　一般的な再発率は？」ということは、患者さんと家族にとってとても気になることだと思います。

白血病をはじめ血液のがんなどの例外を除けば、がんの治療で最も根治の可能性が高いのは外科手術です。しかし、外科切除すれば根治できる状況なのか、確認が必要です。

「手術しなければ、根治できませんよ」と医師に言われれば、「手術してください」と答えてしまいそうですが、その前に、患者さんや家族が質問すべきことは次の通りです。

・手術さえすれば根治できる状況か？
・手術の前後に再発を減らすための抗がん剤は必要か？
・その場合、抗がん剤治療はどのくらいの期間かかるか？
・今の病状で、手術後の再発の可能性は何％か？

次に気になるのは⑤の「術後の生活には、どのくらいの支障があるか？」ということでしょう。

多くの場合、手術後に、手術前とまったく同じ生活が保証されているわけではありません。医師は生命を助けることが最も重要な任務だと考えています。もちろん、術後の生活の質（ＱＯＬ）は維持できるように心がけていますが、生活の質を保証するために患者さんががんで亡くなってしまっては、意味がありません。

ですから、「手術をして、どのくらいの期間、家族のフルサポートが必要なのか？」「社会復帰できるようになるのか？」「それはいつ頃か？」ということは、手術をすると決める前に医師に確認すべきです。

そんなことを聞いたら、外科医に失礼ではないかと躊躇されるかもしれませんが、自身が同じ状況であれば気になるであろう質問を嫌がる医師はいませんし、そもそもそういう大事な質問を嫌がるような医師に生命を預けられるでしょうか。

また、大きな病院にはがん化学療法専門の看護師が在籍している場合もあるので、相談しやすい環境をつくってくれると思います。遠慮することなく質問してみましょう。

しかし、あくまで主治医への確認は必要だと思います。

手術後で気になる⑥の「現在の体力や持病のある状態で、手術を乗り越えられるか？　リスクは？」について説明しましょう。

大きな手術の場合、手術後の合併症を乗り越えられなくて、亡くなる患者さんが少なからず存在します。肺や心臓の持病がある場合など、長時間の全身麻酔に耐えられるのか……麻酔科医などの専門家の判断も重要になります。

すべてを、YES／NOでは判断できません。基本的に問題がなくOKという患者さんもいれば、やや持病が重いが、患者さんが手術を強く望むならOKという場合もあります。

また、糖尿病や高血圧など持病（併存症）の管理が日頃、十分でないと、がんになったときに困ることになります。症状が軽いからとおろそかにせず、きちんと管理することを推奨します。

同様に、大量または長期間の喫煙は、長時間の手術の場合、大きなリスクとなる場合があります。十分な自覚が必要だと思います。

手術以外の治療法は

医師から手術できないと言われたとき、確認すべきことは、⑦の「（手術できないと言われた場合）どんな治療があるのか？」ということです。

遠隔転移がある場合や大きな血管などへの影響（浸潤）がある場合には、がんを切除しきれないことがあります。遠隔転移がある場合、一部の例外を除いて、抗がん剤治療を推奨されるでしょう。

抗がん剤を投与した後の経過によっては、放射線治療を追加することもあるかもしれませんし、少ない確率ですが、外科切除に回ることもあります。

当初、切除不能と診断されたものの、経過が良好で切除可能となったと判断され、根治を目指して外科切除を行うことを、「コンバージョン手術」と呼びます。

遠隔転移はないものの、大きな血管などへの浸潤があるため切除しきれない場合を、局所進行がんといいます。局所進行がんは、原発巣によっては、切除が難しくても、放射線治療などの局所治療が効果を示す場合があります。

しかし、この分野は、病院間の成績に大きな差があることがあり、どの病院にかかるかによって、状況が一変することもあります。十分に情報収集することをお勧めします。（↓42〜55ページ）

⑧の「今の病院ではできないが、ほかの病院なら可能になる治療はあるのか？　たとえば、放射線治療など」ということも、がん治療には想定されるケースです。忘れずに質問しましょう。

ただし、放射線治療などの専門的治療は、病院によって考え方が異なることがあります。

たとえば、肺がんに対する放射線治療は、装置がある病院ならどの病院でも行っていますが、膵がんに対する放射線治療は、装置があってもあまり積極的にやらない病院も存在します。

あるがんに対して、放射線治療を追加したほうがよいかどうかの議論については、まだ決着がついていない場合がありますし、また、客観的な比較が難しいので決着はずっとつかない可能性があります。セカンドオピニオン（↓70～78ページ）などを利用して、医師の意見を十分に聞いて、患者さんと家族が信じられるほうの治療を選択するしかないと考えています。

中心になる人が必要

これまで説明した①～⑧の質問が、告知される際に聞くべき内容です。

先ほども書きましたが、医師からの病状説明には、できるだけ多くの家族が同席すべきです。なぜなら医師は、家族の中でキーパーソンが誰かということを非常に気にするからです。

ですので、患者の家族の中で中心になって動ける人を決めておくのも大切です。したがって、仕事などで忙しい家族は中心になるべきではないと思います。

なぜなら病状の変化のたびに、病院に呼び出されることになるからです。よくあるパターンですが、長男だからという理由で中心になるということは避けたいものです。そして告知の説明当日は、家族の中心になる人が質問者になって医師と話し合うとよいと思います。

病院は患者本人の権利を大切にしていますから、患者本人の同意なしに家族だけで内緒の説明を受けることはできません。ただし、患者本人が同意すれば、診察室から患者本人に退室していただき、家族にのみ予想される余命などについて説明をすることがあります。しかし、診察室の外で患者本人がぽつんと取り残されるようなことのないように、家族のうちの一人が付き添うとよいと思います。

海外に駐在しているなどの特別な事情がない限り、大事な人のために仕事を休んででも医師の説明を聞いてほしいと思います。それでも同席できない家族とは、情報を共有するためにノートに要点をまとめたり、ICレコーダーで説明を録音したり、携帯電話をスピーカーフォンにしてリアルタイムで説明を聞いてもらったりという方法を取ることもできるでしょう。

録音することを事前に断ってもらえば、拒否する医師はいないと思います。隠れてコソコソ録音するのは、医師の心証が悪くなりますから避けたほうがよいでしょう。

中には、診断が難しいがんもあります。医師が確定的なことは言えないと説明した場合は、セカンドオピニオンを希望してもよいでしょう。たとえば、「ウチの家族の病気は、診断も難しいのですね、先生も困っていらっしゃるくらいなら、ほかの病院でセカンドオピニオンを受けてもいいですか？」「どなたか推薦していただける先生は、この地域にいらっしゃいますか？」「場合によっては、東京までなら伺っても大丈夫です。セカンドオピニオンを受けるだけの時間的な余裕はありますか？」などと切り出せば、主治医もNOと言うわけはないと思います。

最後に、余命の説明です。余命の説明は難しいです。標準治療[註2]の成績で、平均余命8カ月のがんの患者さんに対して、「あなたの余命は、平均8カ月です」という説明はしないほうがよいと私は考えています。なぜなら、「平均」ということなので、もっと悪いケースの患者さんもいれば、平均余命の倍以上に延命する患者さんもいるからです。

抗がん剤の治療効果があるかどうかは、多くの場合、投与してみないとわかりませんし、投与した後の経過によって予後は大きく変わります。ですから、多くの患者さんには、最初から余命を知らせなくてもいいという考えを私は持っています。

註2―臨床試験によって、治療効果や安全性が確認され、医学的に最も推奨される治療のことで、健康保険が適用されます。「標準」という言い方をしますが、「並の治療」とか「上中下」の「中」の治療、「平均的な治療」という意味ではありません。
また、よく耳にする「先進医療」とは、厚生労働大臣が承認した先進性の高い医療技術のこと。対象となる病気・ケガ等と医療機関が限定されています。公的医療保険制度の適用外となるため、全額自己負担となります。

情報編　自分に合った病院・治療法をどう探すか

1　病院と主治医の選び方

通いやすさも病院選びの基本的な条件

患者であれば、よりよい病院で治療を受けたいと考えるのは当然です。しかし、すべての面で完璧、非の打ちどころがないという病院はありません。どんな病院にも、良い点と悪い点があると考えてください。

病院を選ぶとき、「有名なあの先生に診てほしい」とその医師が在籍する病院を受診することもあるでしょう。しかし、お目当ての医師が主治医になるとは限りません。大きな病院に入院した場合には、経験の浅い研修医やレジデント（後期臨床研修医）が病棟の担当医になります。

入院についてはどの病院も入院日数の短縮が心がけられており、もう少しゆっくり入院したいと思っていても、それ相応の医学的な理由がないと、なかなか受け入れてもらえません。

そのような点からも、病院選びでは通院のしやすさも考慮しなければなりません。抗がん剤治療の場合は外来通院が一般的であり、一人暮らしの高齢者の場合などは、遠くの有名病院を選ぶよりも通院しやすい地元の病院のほうがよいのでは、と思うこともあります。

外国と違って、日本は国民皆保険制度により、有名な病院でも地元の病院でも、ほぼ同じ費用で医療が受けられます。であるなら、実績のある有名な病院で手術を受けたいというのが人情というものです。

そのため実績のある病院には、ますます患者さんが集まって混雑し、患者さんの手術までの待機期間や外来診療の待ち時間もどんどん長くなっていきます。体力的にそんなに長い時間待っていられるかも踏まえて、総合的に病院選びをする必要があります。

外科手術できるがんなら、治療実績に着目

がんの状態が、外科手術できる患者さんと、遠隔転移があり外科手術が難しく、長期間定期的に抗がん剤治療を受けに通院しなければならない患者さんとでは、病院選びは変わってきます。

外科手術ができる場合の病院選びは、その病院に自分と同じがんの治療実績がどのぐらいあるかに着目しましょう。全国どの病院でも外科手術の成績に大きな差のないがんもありますが、手術が難しいがんほど、たくさんの患者さんの治療実績のある病院（ハイボリュームセンターといいます）で手術を受けたほうがよいとのデータがあります。膵がんや食道がんなどは、その典型だと思います。

がんの診療を行う病院の情報については、国立がん研究センターが運営する「がん情報サービス」（https://ganjoho.jp）でがんの種類別に調べることができます。

このサイトは、がんという病気についての知識、がんに向き合う患者

「がん情報サービス」のトップページ

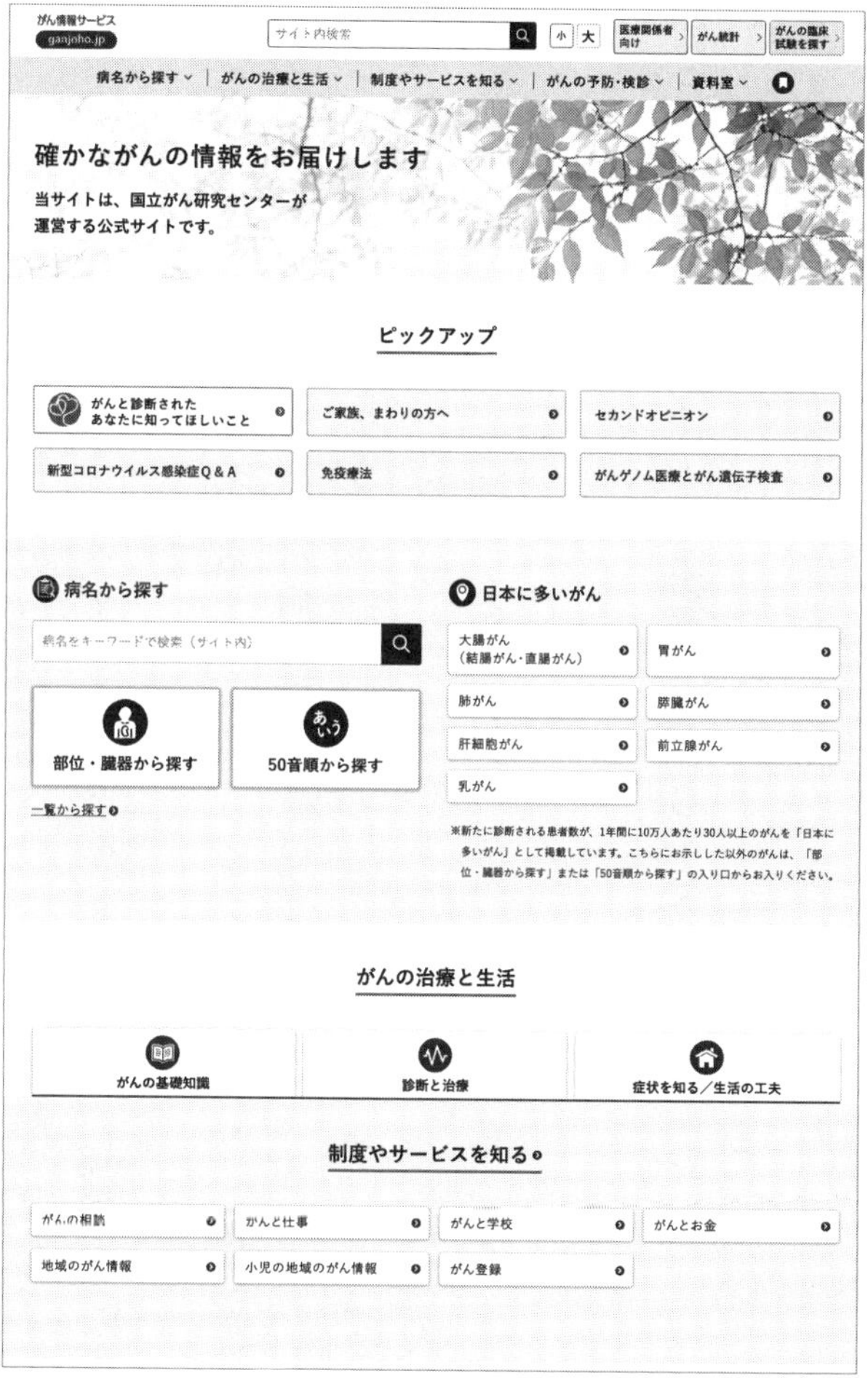

の心得、がんの治療法の解説などの情報が集約された、公平で信頼できるサイトです。全国のがん相談支援センターについても、利用時間・予約の有無、連絡方法などが掲載されています。

外科手術が難しく、抗がん剤治療をずっと行う必要がある場合は、新薬の治験のような特別な治療を除いて、全国どの病院でも標準治療が受けられます。

外科手術に比べると、抗がん剤治療は病院ごとの成績に差が出にくいものです。どの病院で治療を受けるかよりも、むしろ、主治医との相性や、体力や気持ちを安定させる家族の努力のほうが、治療がうまくいくかどうかに与える影響が大きいと思います。

かかりつけ医はがん治療の病院選びでも頼りになる

では、どうやって、自分に合った病院を見つけたらいいのでしょうか。必要なのは、情報を集めることです。情報は治療がうまくいくために、患者にとって欠かせない武器だと思ってください。

いい病院を見つけるための情報収集の第一歩は、かかりつけ医（ホームドクターともいいます）に相談することでしょう。なぜなら、かかりつけ医であれば、患者さん本人の病歴や生活習慣に関する知識のほか、家族関係についても知識を持っているはずだからです。

また、一般の人とは異なる、医師ならではの情報に触れる機会や、ネットワークを持っているので、地元の病院の事情にも詳しいからです。

しかし、私の印象では、そういうかかりつけ医がいるという方は最近減っているような気がします。昔の開業医は、夜間でもかかりつけ患者さんなら断らずに診察していたと思いますが、最近はそういう医師も減っているようです。

日頃から家族みんなが同じ医師に診察をお願いし、コミュニケーションを密にし、家庭環境までよく理解しているかかりつけ医をつくっておくのが大切だと思います。

ただ、かかりつけ医が紹介してくれる病院を、いい病院だと鵜呑みにすることにもリスクがあります。がんの疑いがあるなら、この地域ではこの病院と初めから決め込んで、他の病院を検討せず、特定の病院ばかり紹介したり、自分の出身大学の附属病院を安易に紹介したりという、かかりつけ医もいます。そのあたりを見極めるためにも、できれば、かかりつけ医にはしっかり時間をとってもらって、相談するとよいでしょう。

そのためには、午前診が終わって、午後の診察が始まるまでの時間に訪ねて、相談に乗ってもらうなどの工夫をしてもいいかもしれません。もちろん、それ以前に、ある程度気安く話せる関係ができていることが前提になりますが。

でも、そういう医師が近くに見つからない場合で、がんになったときには他の医師に相談することになります。

健診センター・がん相談支援センターで相談

がんが人間ドックや健康診断を契機に発見された場合は、その健診センターの医師に相談することができます。系列病院がある場合は、そちらを主に紹介されると思いますから、健診センターの選択も重要になってきます。

毎年同じ医療機関で健康診断を受けていれば、担当の医師とも、毎年会うことになるので相談しやすいと思います。

また多くの病院には、がん相談支援センターが設置されています。特に、「がん診療連携拠点病院」[註3]には、がん相談支援センターの設置が義務付けられています。がん診療連携拠点病院とは、がん診療について地域で中心的な役割を果たす病院として国から指定を受けた病院のことです。

がん相談支援センターはその病院に通院していない患者さんでも、誰でも無料で利用できます。事前に電話などで問い合わせて、面談の予約を取るとよいでしょう。

転院しようと思っている病院がある場合などは、その病院のがん相談支援センターに相談して、生《なま》の情報を得ることが重要です。限られた時間の中で、実りある相談をするためには、面談予約の時点で予定されている相談員の名前を確認し、相談内容を事前にファクスや郵送で相談員に知らせておくとよいと思います。また、相談当日は、相談内容をノートなどにまとめ、家族や友人と一緒に訪ねることをお勧めします。

なお、近くのがん診療連携拠点病院を知りたいときは、先ほども紹介したサイト「がん情報サービス」（↓44ページ）で検索することができます。

註3―専門的ながん医療の提供、地域のがん診療の連携協力体制の整備、患者・住民への相談支援や情報提供などの役割を担う病院として、国が定める指定要件を踏まえて都道府県知事が推薦したものについて、厚生労働大臣が適当と認め、指定した病院。各都道府県で中心的役割を果たす「都道府県がん診療連携拠点病院」、都道府県内の各地域（二次医療圏）で中心的役割を果たす「地域がん診療連携拠点病院」があります。

インターネットで情報収集～「がん情報サービス」を使いこなす

医師やがん相談支援センターなどに相談すると同時に、患者さんやその家族がすぐにできる情報収集には、雑誌・書籍やインターネットで調べる方法があります。しかし、書店に並ぶ情報もインターネット上の情報も玉石混淆《こんこう》、無責任な情報に惑わされないように、よく吟味して付き合わなければなりません。

たとえば、雑誌特集などでよく見かける〝病院ランキング〟の類の記事は、実情を目にする立場から言わせてもらうと、それで、公平性が保たれているのか、と疑わしく思うものもあります。

インターネットで、病院選びに役立つ情報を探すのであれば、前述の「がん情報サービス」に、まずアクセスするのがよいでしょう。

病院選びという点では、がん診療を行う全国の医療機関の詳しい情報が掲載されているので、非常に役立ちます。

具体的な調べ方は、トップページ下部の「相談先・病院を探す」から「がん診療連携拠点病院などを探す」(https://hospdb.ganjoho.jp/kyoten/kyotensearch) というページに移動します。この画面では、病院の種類、専門医の種類、がんゲノム医療拠点病院であるか、緩和ケア病棟やリンパ浮腫外来の有無などの条件から病院を探すことも可能です。

「がん診療連携拠点病院などを探す」の画面

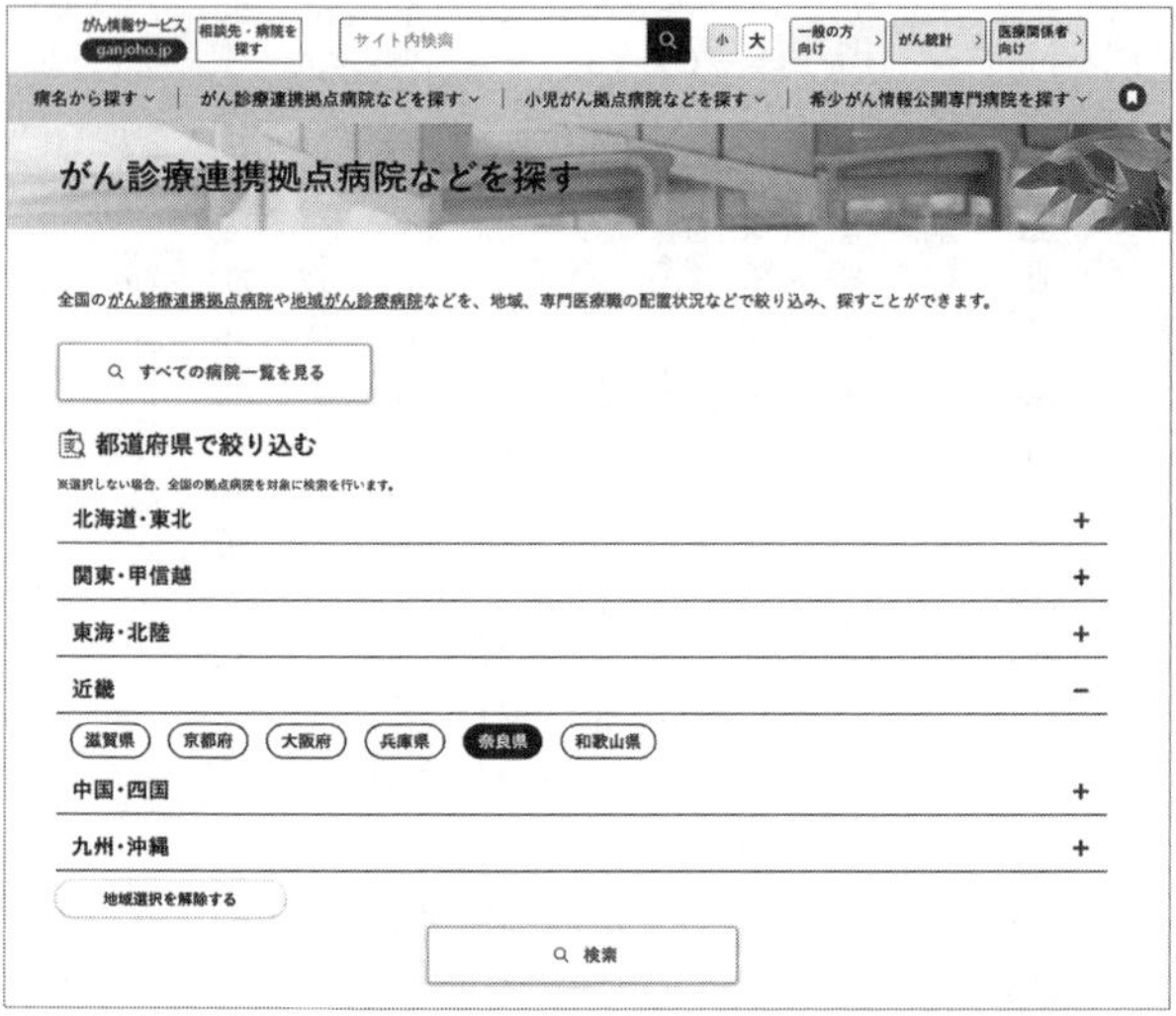

たとえば、都道府県を選択して検索すると、該当する病院の名前とその病院のがん相談支援センターの連絡先が出てきます。これで、通える範囲にある、治療が受けられる病院がわかります。

都道府県は複数選択できるので、患者さんの住む都道府県だけでなく、近隣の都道府県、あるいは家族が住む県などの病院も同時にリストアップできます。

現在、日本におけるがん治療のレベルは全体的に高く、地方でも優れた治療が受けられるようになっていることは、病院選びを考える上でも、知っておいたほうがよいでしょう。

有名な病院は本当によい病院なのか

どの病院にも良い点と悪い点があります。有名だから良いとは限りません。また、患者の希望があれば、途中で病院を変えることは可能ですが、途中で治療を他の医師にバトンタッチすることも、他の医師からバトンタッチされることも、正直、私自身はあまり気が進みません。

なぜなら、闘病生活は、主治医と患者の共同で行うものであり、双方のコミュニケーションが重要だと考えているからです。可能な限り、そのやり取りはカルテに記載しますが、患者とのコミュニケーションのすべては記載できません。まして、病院や主治医を何回も変えることは、まったくお勧めできません。ですから、最初の病院の主治医の選択が非常に重要だと思います。

難しいがんほど、一人の外科医の力量が手術の結果を左右する度合は下がります。完治が難しいがんなら、手術の前後に抗がん剤治療や放射線療法を追加する集学的治療で、手術の後の再発を防ぐことになりますし、治療成績は、看護師、管理栄養士、薬剤師や理学療法士など、さまざまな職種の医療スタッフの総合力によって結果が左右されます。

一方、遠隔転移があって手術が見込めないがんの場合、生活の質を高めながら延命することを目標にします。

やがて抗がん剤が耐性によって効果を示さなくなり、患者の体調が悪化した場合、緩和ケアに専念する時期がやってきます。

その際に、自宅での在宅緩和ケアを選択することも可能ですが、日中、家族が仕事などで出払ってしまうような環境では、在宅緩和ケアの導入も難しいですし、症状が強ければ在宅での管理は難しいと思います。

そのような場合では、入院での緩和ケアになりますが、先述のがん診療連携拠点病院の中でも緩和ケア病棟を併設している施設は非常に少なく、緩和ケア専門病棟がある病院への転院が一般的です。

体調が良い状態での転院もつらいのに、体調が悪くなってからの病院の変更は、よりつらい状況です。であれば、最初から緩和ケア病棟を併設する病院で、抗がん剤治療を開始するというのも一つの選択肢だと思います。

ご自分の病状や先の見通しに応じて病院を選ぶことが、がん治療には重要です。

2 悩みや不安を誰に相談すればよいか

がんを受け入れられない心を整えるには

突然、がんと診断されて、心穏やかに受け入れることができる患者さんは稀《まれ》です。患者さんは皆、希望と不安の間で揺れ動いて不安定な気持ちになります。主治医に気軽に相談することが最も重要ですが、まだ、主治医が決まる前の段階では、誰に相談すればよいかわからないでしょう。

そんなときには、ぜひプロに相談してほしいのです。次項からは相談のプロについて説明します。相談すべき相手の優先順位はありませんが、できるだけ多くの意見を聞くことをお勧めします。

がん相談支援センター、患者相談室・患者相談窓口
――通院中の病院の相談室なら、悩みを理解してもらいやすい

前節「1　病院と主治医の選び方」（→42～55ページ）でも、がん相談支援センターがよい相談の窓口になることをご紹介しました。病院によっては、患者相談室や患者相談窓口と呼んでいますが、大きな違いはありません。まずは、電話などで問い合わせて、面談日を予約することから始めましょう。

自分の通院している病院以外のがん相談支援センターにも相談可能ですが、がんと診断されたことによる不安などについては、やはり自分の通院している病院のセンタ

ーに相談したほうがよいでしょう。カルテの状況から、あなたが何に悩んでいるのか、把握しやすいからです。

場合によっては、主治医とあなたの橋渡しをしてくれることもあります。気をつけなくてはならないのは、たとえ主治医に不満があっても、単に愚痴を言いに行くだけでは問題は解決しないということです。

患者会
――あなたのがんに特化した患者会が必ずある

多くのがんについて患者会が存在しています。いろいろながんを扱う総合的な患者会もあれば、あなたのがんに特化した患者会もあります。

まずは、あなたのがんに特化した患者会に相談することをお勧めします。あなたの病状を電話でもよく理解してくれますし、もし、医師へのセカンドオピニオンが必要だと判断された場合、あなたの住んでいる地域でどの先生に相談すべきかの的確な情報を持っていると思います。

看護師
――医師より身近で、専門知識もある相談相手

看護師は、病気に対する専門知識を持ち、かつ、医師より相談しやすい身近な存在です。どの病院でも、看護師は多忙を極めていますが、事前に相談したいことがあると伝えておけば、必ず時間をつくって相談に乗ってくれます。

入院中は、看護師でも師長クラスの方に相談することをお勧めします。師長クラスの看護師は、経験年数も長く、いろいろな病棟を経験しているので、その知識は幅広いと思います。

外来では、なかなか、看護師との接点を持つことができないかもしれません。だからといって、いきなり看護師をつかまえてその場で相談しようとせず、「相談したいことがあるのですが、いつ来たらいいですか?」などと予定を聞いてみましょう。

また、以前入院していた病棟の看護師に相談してもよいと思います。その場合、困ってから病棟を訪れるのではなく、「元気にやってます」と定期的に顔を出しておくと、親身に相談に乗ってくれると思います。

精神科医師
——心がつらければ、重く考え過ぎずに受診

がんと診断されれば、誰でも気が滅入って、不安で押しつぶされそうなときがあります。そんなときには、精神科の医師に相談すべきです。重く捉えずに、ちょっとした相談をする気持ちで受診してください。できれば別の病院ではなく、通院先と同じ病院に勤務する精神科の医師に相談することをお勧めします。

病状によりますが、精神科の薬は最小限のほうがよいと思います。もちろん、がん治療の主治医から精神科の医師あてに紹介状を書いてもらったほうがよいでしょう。主治医によっては、精神科受診は大げさでは？　と言う先生もいるとは思いますが、

私の患者には、多くの場合、主治医の私から精神科の受診を勧めています。

最初は、皆さん嫌がりますが、受診してから気持ちが落ち着いて、がんの治療もうまくいくことがあります。精神科医師の診察が自分に合わないようなら、中止すればいいのですから、まずは、トライしてみたらどうでしょうか。

待合室の患者仲間
——同じ患者同士だから共感できることがある

診察の待合室で、ほかの患者さんに声をかけて相談するという方法があります。主治医の診察を待っている患者さんは自分と同じ病気である可能性が高いので、思い切って、自分と同じがんの患者さんに出会えるまで、数人に声をかけるのです。

同じがんの患者さんが見つかれば、互いに気持ちを共有しやすいはず。同じ問題を共有する仲間がいると知ることで、気持ちが楽になる患者さんは多くいます。

たとえば、「主治医も家族も私にがんばれ、がんばれと言うけれど、私はしんどいの」

という気持ちは、やはり同じがんの患者同士だからこそ共感できることでしょう。本当は、患者さんにそう思わせないように、主治医や家族も患者さんの気持ちをきちんと聞くことができればよいのですが、それがうまくいかないことも多いのが現実です。

3　治療法について知りたい

インターネットで情報を探す
——サイト運営者の情報に注意

現在は、インターネットを通じて知りたい情報を簡単に探すことができる一方、何が正しい情報で、何が正しくないのかを見極める知識や能力が要求されます。

インターネットで知りたいことを調べるとき、誰でもまず、グーグルやヤフーなどの検索サイトで、「膵臓がん　治療法」など、知りたい情報に関わる言葉を入力すると思います。すると、ただちに検索結果がずらっと出てきます。

検索結果には、見出し、URL、記事の一部が表示されますが、広告はURLの前に「広告」と表示されます。広告のすべてが有益な情報でないとは言えませんが、あくまで広告であることをわかったうえで読まないといけません。

検索で出てきた記事が最新のものであるかどうかにも注意してください。URLの次の行の文頭に、その記事が公開・更新された日付が記載されている場合もあります。数年前の情報なのに、検索結果の上位にあるものは、その検索語で調べた方の多くに読まれている情報ということが言えます。

しかし、検索結果の中には一般的な読み物の記事を装った宣伝目的のサイトも散見されます。そのようなサイトではないかと疑われる場合は、サイトの運営会社を確認しましょう。ページの下のほうに「運営会社」「会社概要」などの項目がありますから、それをクリックすれば確認できます。

さらに、出てきた会社の社名を検索してみれば、運営している会社が信頼できるか、そのページの情報は役に立ちそうかなどが予想できる可能性があります。

怪しい情報にだまされないために

新しい治療の中には、日本では認可されておらず、公的保険が適用されないため、患者さんが全額自費で診療を受けなければならないものがあります（自由診療）。

自由診療とは、極論を言うと美容外科と同じで、治療費は先方の言い値になります。患者さんの負担が大きい割りに、厚生労働省も、自由診療でどのような治療が行われ、どのような副作用が起こっているかといった中身を、逐一チェックできていませんから注意が必要です。

また、自由診療では医療機関同士の競争も起きますから、過剰な広告が行われがちだという背景もあります。その結果、自由診療の治療法について検索したときに多くの情報がヒットするのですが、その内容は効果を強調するものばかりで、具体的な生存率や副作用の割合などはなかなか説明されていません。

本来、新しい薬や治療法を日本で保険診療にしようと思えば、国の承認を目指した臨床試験である「治験」を行い、有効性や安全性を調べなければなりません。治験には、計画内容の届け出から副作用の報告まで、法律で定められた義務があり、厳しい審査が行われています。なお治験には莫大な費用が必要ですが、治療にかかる費用は患者さんではなく、治験を計画した医師、企業、または団体が負担することになります。つまり、自由診療で治療しているうちは、その治療法が保険適用になる可能性は皆無ということです。

国に承認されなくても構わないというのであれば、治験を行う必要はなく、2018年までは厚生労働省への報告義務もありませんでした（現在は承認を目指さない「特定臨床研究」として届け出なければいけなくなりました）。

ですから、治療成績を検索しても、生存率や副作用の割合がヒットしないということは、まだその治療が臨床研究の段階にも進んでいないことの裏付けとなります。いいところだけを見るのではなく、書かれていない情報は何なのか、吟味する必要があるのです。

4 お金の不安、生活の不安

お金がないから治療が受けられないということはない。でも、備えは日頃から

多くの医師や看護師は、あなたの手術や抗がん剤治療にどのくらいの費用が必要なのか、ほとんど知りません。

医療者はコスト意識が低いと言われれば弁解できませんが、医療者が患者さんの治療費負担について細かい配慮をしなくても、国民皆保険制度と高額療養費制度の2つの制度のおかげで、我が国では経済的理由で治療をあきらめる患者さんが少ないのも事実です。

保険診療として認可された治療であれば、自己負担は1割から3割で、全額を支払う必要がありません。また、高額療養費制度は、自分の年齢や世帯所得に応じて、一定金額を超えた自己負担分が払い戻されるという制度です。事前に届けておけば、最

初から限度額を超えた分を支払う必要がありません。

ひと昔前と比較して、がんでも長期入院することが少なくなりましたが、抗がん剤治療は長期間に及ぶこともあります。抗がん剤は決して安くないので、高額療養費制度の限度額には常に達する可能性があります。働きながら治療を継続できるならよいのですが、体調不良で仕事を辞めなければならないとなると、やはり少なくない医療費の負担が患者さんの上にのしかかってきます。

もしがんになった場合を想定するならば、個人で加入する保険の見直しや、一定額の貯金をしておく必要はあると思います。会社員や公務員は休職しても、ほとんどの方が一定額の給料を保証されるでしょう。しかし、自営業やアルバイトでは、そうはいかないからです。

治療のためにすぐに会社を辞めるのは、ちょっと待って！

がんと診断されると、治療に専念しようと決心して、勤務している会社に退職願を提出してから、私の病院を受診する患者さんが少なからずいます。そういう患者さんに対して、私は「ちょっと待って！　撤回できるなら撤回して」とお願いします。

理由は、多くの治療が週1回より頻回に受診する必要がなく、自宅で寝込むほどの副作用もないので、特に壮年の男性は退職してしまうと、突然暇になってしまい、一日中、がんのことしか考えなくなってしまうからです。

一方、仕事の都合で治療のスケジュールを大きく変更することも避けてほしいと思います。そこまで治療を後回しにして仕事を優先しなくても、働きながらがんの治療を続けることはできます。多くの患者さんが、仕事と抗がん剤治療を両立できていますし、それが可能でなければよい治療とはいえません。

治療にはお金が必要ですし、いったん退職すると、がんの治療中では、再就職はなかなか難しいでしょう。まずは、休職して様子を見ることが肝要です。医師が発行する診断書があれば、休職を許可しない上司や雇用者はいません。医師の発行する診断書は、こういうときには絶大な力を発揮します。

検査入院なのか、あるいは続けて外科手術を予定しているのかなどによって、休職を必要とする期間はまちまちですので、入院を指示された際に、予想される大体の期間を必ず主治医に確認してから上司に伝えましょう。電子カルテを採用している病院では、診断書の発行も以前に比べて非常に簡単になっています。遠慮せず、主治医に依頼しましょう。

上司の中には、療養に専念したほうがよい、と退職を暗に勧める方もいるようです。しかし、ここで簡単に退職してはいけません。「主治医や家族と相談してからお返事します」と明言は避け、絶対に即決しないでください。

確かに、短期的には職場の皆さんに迷惑をかけるかもしれません。しかし、迷惑をかけても「お互い様」と考えれば、少しは気が楽になるはずです。どんな人でも、急にがんと診断される可能性があるのです。好きでがんになる人はいません。日本は素晴らしい国ですから、みんなで助け合う「お互い様」の精神が残っているはずです。国民の半数がいつかはがんになる時代、元気に職場に復帰して、会社の同僚ががんになったときに、今度はあなたが支えてあげてください。

主治医からの診断書を会社に提出しても、上司から退職を勧められるようなことがあれば、会社の産業医と面談すべきです。会社に産業医が常駐しているような大企業や官公庁の場合、面談の予約は比較的容易ですが、中小企業の場合は産業医資格を持った開業医に委託していることが多いようです。ただ、産業医の資格を持っていても、通常は普通の外来診療をされている開業医の場合は経験に乏しいことがあり、私も驚くような初歩的な問い合わせを受けた経験があります。

いずれにしろ、主治医と緊密に相談しながら対応すれば、がんになったことを理由に退職させられることはありません。

5　セカンドオピニオンを受けたい

セカンドオピニオンは患者の権利

がんの治療には、外科手術、抗がん剤による薬物療法、放射線療法の三大療法があり、これらを組み合わせて治療を行う集学的治療もあります。どの治療法を選択するか、あるいはどの組み合わせで治療するかは、がんの種類、進行度といった、患者さん一人ひとりの病状によって変わってきます。

医師はその時点で最も適切と考えられる治療法を患者さんに提案するわけですが、他にもいくつかある選択肢の中から選ぶのですから、患者さんとしては「別の選択もあり得るのでは？　他の医師の意見も聞いてみたい」と考えるのは無理もないことだと思います。

そこで、セカンドオピニオンです。セカンドオピニオンとは、言葉通り、現在診てもらっている医師とは別の医師に、第二の意見を求めることです。他の医師にも意見を聞きたいなどと言い出したら、主治医の機嫌を損ねることになるのではないか、と心配する患者さんもいるかもしれませんが、セカンドオピニオンは患者さんの権利として認められていますから、躊躇することなく活用すればよいと思います。

ほとんどの医師が、患者さんがセカンドオピニオンを受けたいと申し出ることを想定していると思います。他の医師への紹介状もすぐ書いてくれるでしょう。

といっても、セカンドオピニオンは必ず受けたほうがよいというわけではありません。現在診てもらっている医師と信頼関係ができていて、治療法にも納得しているならば、わざわざ受ける必要はありません。

では、どんなときにセカンドオピニオンを受けたほうがよいのでしょうか？

どんなときにセカンドオピニオンを受けるべきか

①選択肢を一つしか提示されないとき

医師から治療法を一つしか提示されず、他の選択肢を示されない場合は、セカンドオピニオンを受けることを考えたほうがよいでしょう。普通に通院できるほどの体調であれば、治療の選択肢が一つということはないはずです。治療法の選択肢を複数用意して、その中で優先順位があることを伝え、どうして優先順位があるのかについてや、各治療法の良い点、悪い点を説明して、患者に選んでもらうことが、医師のすべきことです。

特に、それが標準治療（↓39ページの註2）ではない臨床試験段階の治療ならばなおさら、医師は患者に対して効果と安全性、リスクを丁寧に説明して、納得して治療を受けてもらうようにしなければなりません。

もし、「あなたにはこれがいいから、この治療法にしなさい」と、標準治療ではない研究的な治療法を主治医から勧められた場合は要注意です。その医師は自分の開発している研究的治療が、標準治療より優れていると信じて疑わないのかもしれませんが、まだ試験結果が出ていない以上、自信があっても患者に強要することはできません。

患者さんも、主治医の機嫌を損なわないようにと気遣って、希望していない治療法を選択するのはよくありません。

②主治医が、どうしたらいいか迷っているようなとき

「あなたのがんは、この病院では治療経験に乏しい」と言われたならば、それは患者さんが少ない希少がんなのかもしれません。情報不足にならず、最適な治療を受けるために、できればあなたの患う希少がんを扱う医療機関、医師を探してセカンドオピニオンを受けてください。

しかし、患者さんにとっても医師にとっても、希少がんは最新の情報を集めることが難しいがんです。我が国で希少がんを最も多く扱っている国立がん研究センターに

は、希少がんセンターがあり、希少がんの患者さん、家族のための「希少がんホットライン」（電話０３‐３５４３‐５６０１）が設けられていますので、まず、こちらに相談するのもよいかもしれません。

希少がんでなく、肺がんや胃がんのような患者数が非常に多いがんでも、経過が特殊な場合には、その後はどのように治療したらよいか医師が迷うことがあると思います。主治医がどうしたらよいか迷っているときはセカンドオピニオンを受けることを考えてください。

③標準治療以外の治療法に興味があるとき

日本の病院では、通常、がんの患者さんはがんの種類、進行状態に対して決められた標準治療を受けます。標準治療とは、前述しましたが、今までで一番優れていると確認されたチャンピオンである、現時点で最良の治療法です。

標準だから平凡というわけではありません。現在の標準治療よりも効果が高いと実証された治療法が登場すれば、それが新チャンピオンとして新しい標準治療となります。

ところが、日本人の悪いクセでしょうか、「標準」というとイマイチで、もっと上のランクがあると感じてしまうのか、「標準」よりも「特別」とか「最新」と謳《うた》われた治療法を選びたがります。「特別な治療法」とか「最新の治療法」と形容されても、それが最も優れた治療法であることを意味しているわけではありません。

標準治療ではない「最新の治療法」が本当にベストなのか、それを確かめるために経験のある医師の意見を聞くことは重要だと思います。そのために、セカンドオピニオンを受けるという選択肢もあるでしょう。

また、標準治療だが病院ごとの治療成績に差がある放射線治療の可能性などについても、実績があり成績の良好な施設の担当医から意見を聞くことは重要です。

ただし、セカンドオピニオンで説明されたのと同じ治療法を現在通院している病院でしてくれというのは難しいことがありますから、セカンドオピニオンを受け入れる場合は転院が必要になります。通院可能な範囲にある、治療実績が多い病院でセカンドオピニオンを受けてください。

④1回目の治療が終わって、思わしい効果が出なかったとき

がんと診断されて気が動転し、ともかく何かの治療を早く始めたくて、今の病院で治療を開始してしまったという患者さんはたくさんいらっしゃいます。その後、何カ月か治療を受け、がんの治療がどんなものか、少しはわかってきた矢先、「腫瘍マーカーの数値が悪化してきた。治療法を変える必要があるかもしれない」と言われたとき。そのときは、思い切ってセカンドオピニオンを受けるよいタイミングです。

セカンドオピニオンは、転院を前提に受けるものではありませんが、現在かかっている病院とセカンドオピニオンを受けた病院の提案を比べて、転院したいと思った場合は、希望すれば、体調が悪く転院することで病状が悪化するなどの懸念がない限り、転院を受け付けてくれるはずです。

セカンドオピニオンを、どこに受けに行けばよいか

どうせセカンドオピニオンを受けるなら、日本一の病院や医師に受けることをお勧めします。ハイボリュームセンターに勤務する経験豊富な医師から得られる意見は、あなたの今後の治療に必ずプラスになるはずです。

ただし、素晴らしい治療成績に感動して転院したいと思っても、週に1回程度の通院も難しいような遠方の病院への転院は現実的ではありません。後で落胆しないように、通院が可能な範囲で、セカンドオピニオンを受ける医療機関を探してください。

どこに受けに行ったらいいのかわからないという場合は、先に触れたようにWebサイト「がん情報サービス」↓「がん診療連携拠点病院などを探す」にアクセスし、がん診療連携拠点病院などのがん相談支援センターに相談するのもよいでしょう。

セカンドオピニオンを受けたい病院が決まったら、申し込みです。その病院の窓口に連絡して、日時の予約、必要な書類等の確認をしてください。近年では、セカンド

オピニオン外来を設ける病院が増えてきました。

セカンドオピニオンを受けるためには、現在の担当医に紹介状、血液検査などの記録、CTなどの画像データやフィルムを準備してもらうことが必要です。セカンドオピニオンを受ける病院では、改めて詳しい検査を行うことなく、これらの資料から患者さんの病状を評価し、治療法を考えます。セカンドオピニオンを受ける当日に、その病院で採血やCT検査を追加することは制度上、難しくなっています。

有名な医師の場合、セカンドオピニオンの希望も多く、予約がかなり先になることがあります。病状を踏まえて、そこまでしてセカンドオピニオンを受ける意味があるのか、治療開始時期を遅らせても問題はないのか、などを主治医に確認してからセカンドオピニオンの手配をしてください。

セカンドオピニオンは公的保険が利かない自由診療ですから、病院によって費用が異なります。

6　日記（日々の記録）をつけよう

鎮痛剤の回数や時刻、食事の記録で治療がうまくいく

がんの痛みがあるなど自覚症状が明らかな患者さんには、日記（日々の記録）をつけることをお勧めします。

がんの痛みに対しては、一般的に、時間を決めて内服する定期薬と、定期薬だけでは抑えきれない突出痛に対する鎮痛剤を服用してもらいます。服用の回数や時刻を記録しておくと、主治医は鎮痛剤の管理をしやすくなります。体重の変動や下痢の回数を記録している患者さんもいらっしゃいます。こうした日々の症状などを大雑把に伝えるのではなく、きちんと正確に伝えられると主治医も安心します。しかし、あまり神経質になるのもよくないでしょう。

家族が患者さんの食事内容や食事の量を記録するのもよいことです。抗がん剤治療

を行うと、副作用のため味覚が変わって食べものの嗜好《しこう》が限られてきます。先週食べられたものが、今週は食べにくいということが往々にして起こります。食事をつくる家族にとって、食事についての記録は重要です。食べられるものの傾向を探って、支えるための作戦を立てましょう。

7　治験、先進医療とは

費用はどうなる

がん治療について調べていくと、標準治療とは別の治療として、「治験」や「先進医療[註4]」という言葉に出合うことになると思います。

治験は厚生労働省の監督の下、この先の保険適用を目指し、新しい薬や治療法などの効果や安全性を確認するために、患者さんに参加してもらって行う臨床試験のことをいいます。試験なので抗がん剤などについて治療費は発生しません。治験で十分な結果が出て、厚生労働省の承認が得られれば、数年後には日本全国で保険適用になります。

治験には、製薬会社などの企業が主体となって進める試験と、医師が主体となって進める試験がありますが、最近は企業が主体となって行われる場合が多いです。治験に参加する患者さんの経済的負担を軽減するため、採血やＣＴ検査など治験中の医療費の一部も、治験を依頼する企業や医師が負担します。

一方、先進医療も厚生労働省の監督の下に行われるものですが、少数の患者さんで一定の効果が認められた場合、先進医療として認められ、もう少し多くの患者さんで効果や副作用を確認してみようという段階のものです。ただし、データが良かったからといって、そのまま保険適用になるわけではありません。

また、先進医療の場合、治療費は、患者さんがすべて負担することになっています。中には治療費が数百万円かかるというものもあります。

公的保険が適用されず患者さんが治療費を負担する点では、自由診療と似ていますが、自由診療と違うところは、厚生労働省に届け出て実施しているという点です。また自由診療の場合は、本来、保険適用である検査や副作用対策の薬剤などを含め、すべての医療費が患者負担となります。

註4―「先進医療に係る費用」は、患者が全額自己負担することになります。「先進医療に係る費用」は、医療の種類や病院によって異なります。
その他の診察料、検査料、投薬料、入院料などには公的医療保険が適用されます。なお、厚生労働省に届け出た医療機関以外で先進医療と同様の治療・手術などを受けても先進医療とは認められません。

治験という選択肢はあり？

治験は、大雑把に第Ⅰ相試験、第Ⅱ相試験、第Ⅲ相試験の3段階に分かれています。
第Ⅰ相試験の目的は、効果があるかどうかを確認するのではなく、健康な人や患者さんを対象に副作用の頻度を確認しながら、その治療薬の投与量はどのくらいが妥当かを確認することにあります。もちろん、基礎的実験で何らかの効果が期待できると考えられている薬剤について調べます。

第Ⅱ相試験では、第Ⅰ相試験で至適投与量が決まった薬剤を、30～50名程度の患者さんに投与してみて、効果と安全性を確認します。多くの薬剤は、ここまでで十分な効果が確認できずに消えていきます。しかし、既存の治療薬より優れていると判断された薬剤は第Ⅲ相試験に進みます。

第Ⅲ相試験では、既存の治療薬のうち、現時点で最も有効と考えられるものと比較して、新しい治療薬の効果を検討します。無作為割付《わりつけ》試験といって、患者さんは、既存の最も優れている治療薬か、新しく期待されている新薬のどちらかを投与されますが、どちらの薬剤を投与されるかを選ぶことはできません。

新薬を投与される確率は、多くの試験で50％ですが、新しい薬剤が必ずしもよいというわけではありませんから、既存の最も優れた薬剤を割り当てられたからといって、残念に思う必要はないと思います。

どちらの治療になっても、医療費の負担は大幅に軽減されますし、外来通院1回ごとに、7000円程度の負担軽減費が支給されることが多いので、さらに負担が軽減されます。

標準治療かそれ以上の効果が期待できる薬剤で治療されるうえ、経済的負担が大幅に軽減されることを考えると、治験を募集している病院にかかっているのであれば考慮すべきと考えられます。もちろん、新しい薬剤で思いがけない副作用が出て苦しめられる可能性もゼロではないことは、理解しておかなければなりません。

「先進」という言葉の響きで誤解が

先進医療は、保険診療として承認されるのに十分な、効果や副作用についてのデータがまだありません。標準治療より優れているかどうかの検証も済んでいません。にもかかわらず、「先進」という言葉の響きと、数百万円の費用が必要になることもあるという2点で、多くの人が、先進医療は標準治療よりも優れていると誤解してしまうようです。

最近は民間の医療保険に、少額で先進医療特約を付帯することができるものもあります。この特約があれば、高額の費用を払わずに先進医療を受けることができます。ただし、どんながんにでも先進医療が適用できるわけではありません。いずれにしても、主治医とよく相談し、ご自分が先進医療を受けることがよさそうな病状か否かを確認する必要があります。

事例編

がん治療がうまくいく人と いかない人の違いは何か

民間療法を受けたい患者さん

民間療法を医師は頭ごなしに否定するわけではない

がんと診断された後、患者さんやその家族の目にどうしても入ってきてしまうのが、さまざまながん治療法に関する情報です。「最新の治療法」「がんが消えた」「奇跡」「免疫力を高める」などの言葉が見出しに入った記事や広告が、雑誌やインターネット上には溢れています。

それらの多くは、民間療法や代替療法と呼ばれるもので、健康食品、サプリメント、アロマ、免疫療法、鍼灸《しんきゅう》、温熱療法、断食など、さまざまなものがあります。○○式健康法、○×食事術と名付けられている場合もあります。

その中には「がんに効く○○」などと謳っているものもありますが、がんの進行を抑え、がんを治癒する効果が、医学的に証明された民間療法はありません。がんと闘うために、よいと思われることは何でも取り入れたいと思うのは自然な感情だと思いますが、効果が証明されたものはない、という事実はよく認識しておいていただきたいと思います。

また、病院で通常提供されている医療と違って、民間療法は保険が適用されない自由診療ですから、高額になることが多くなっています。それでも、がん治療のためならば仕方ないと、出費を覚悟する患者さんもいますが、そのように財布の紐がゆるんだところにつけ込んで、不当な利益を得ようとする悪徳業者もいます。

民間療法には効果が誇張されたものや怪しげなものがあるということは、多くのがん患者さんが感じているようですが、それでも実際のところ、民間療法を利用する患者さんは少なくありません。

患者さんから民間療法を受けることを考えていると相談されることもあります。「家族や知人から勧められているけれど、先生はどう思いますか?」とおっしゃる患者さんもいます。

そのような相談があったときに、患者さんの話をろくに聞かずに否定する医師もいるでしょう。自分の治療を信頼できないのか、と腹立たしく思う場合もありそうです。でも、私は患者さんやご家族のわらにも縋《すが》りたい心情もわかりますから、頭ごなしに「やめたほうがいい」と言うことはありません。害がなく、経済的な面でも問題ない民間療法であれば、否定する必要はないと考えています。

たとえば、野菜ジュースを飲むという療法をしたいのであれば、ジュースしか摂らないというのではよくありませんが、他の食材もバランスよく摂るようにできるならば問題はありません。自分たちの意見を医師が聞こうとしないと感じさせることなく、患者さん本人や家族が納得して治療を進めることができれば、そのほうがよい治療につながります。

ただし、効果が証明された民間療法はないということ、標準治療をやめることがないように、ということは必ずお伝えします。しかし、ここで紹介する、がん治療がうまくいかない人の例のように、医師の心配の声に耳を貸さず標準治療をやめて民間療法を選択する患者さんもいます。

民間療法に心が傾いてしまった患者さんとのコミュニケーションは難しく、うまく説得できないこともあります。

うまくいかない人――受けなければ後悔するからと民間療法を選択

70代の男性Aさん。遠隔転移はないが、がんが血管に及んでいて、切除は不可能と言われた膵がんの患者さんです。抗がん剤治療が始まって2カ月が経過、ある程度の副作用はありますが、我慢できないほどではありません。最近のCT検査でも、がんは少し縮小していましたが、切除できるほどではありませんでした。

あるとき、Aさんから東京の病院に紹介状を書いてほしいという申し出がありました。話を聞いてみると、元大学教授が行う特殊な治療法があり、すごい効果があるとの週刊誌の記事を読んで、本人も家族もその治療法をぜひ受けたいと考えているとのことでした。

私としては紹介状を書きたくないわけではありませんが、「治療も始まったばかりで、強い副作用もないのだから、もう少しこの治療法で様子を見てみませんか」と話しました。

しかし、Aさん本人も家族も、その特殊な治療法を受けないと後悔すると言って、私の話を聞く耳を持たないようでした。

保険適用ではない、効果も副作用もよくわからない治療法を、遠方まで行って受け、副作用がゆっくりあるいは遅れて出た場合、私は対応できないという旨を説明したところ、私と縁を切ってでも、その治療法を受けたいとのことでした。それなりの費用がかかるはずですが、それはAさんの息子さんたちが捻出するそうです。

東京のその病院での治療後の経過観察は、Aさんが最初に受診された地元の医療機関にお願いすることを、Aさんには納得していただき、紹介元医療機関に私からこれまでの診療情報提供書を送りました。

こうして、Aさんの治療は私の手を離れることになりましたが、半年後に、お亡くなりになったと、地元の病院から連絡がありました。

うまくいかない人――抗がん剤治療を嫌って、温熱療法に頼ったが……

70代男性Bさんは東北地方で教師をしていました。進行膵がんと診断され、地元の医師からは抗がん剤治療を勧められましたが、ビワの葉の温灸でがんが治るという広告をインターネットで見つけ、抗がん剤を拒否、縁もゆかりもない大阪に夫婦で移り、狭いマンションに住んで温灸を受けていました。

ところが、がんは増大し、皮膚が崩れて下からがんが露出してくるまでになってしまいました。温灸の治療を行っていた人は、「これは大変だ。すぐに、どこか病院に行きなさい」と、医師ではないので、紹介状も持たせずBさんを放り出してしまいました。

私が診察したときはかなり酷い状態で、がんが転移したリンパ節が増大して、温灸で低温火傷した皮膚から露出していました。縁もゆかりもない大阪では、家族の十分なケアを受けられません。私は東北のがん専門病院に連絡を取り、転院していただきました。後日、判明したことですが、Bさんは退職金をすべて、その民間療法に注《つ》ぎ込んでいたそうです。

うまくいく人——患者が信頼する主治医か、家族が薦めるクリニックか

60代のCさんは遠隔転移のある膵がんで、1年半前から、抗がん剤治療を受けています。初診時から、自由診療である免疫療法との併用を希望していました。

私自身は、まだ効果や副作用の明らかではない自由診療には懐疑的ですが、患者さんが希望するならいつでも紹介状を用意するつもりでいます。

Cさんの話では、自由診療の免疫療法は副作用がまったくないので、今まで通りの抗がん剤治療を私のもとで受けながら、免疫療法も並行して受けたいというのです。また、何か副作用があれば、それは免疫療法ではなく抗がん剤の副作用だから、そのクリニックではなく、私のところに臨時受診に行くように言われたようです。

私はＣさんに、「効果がある治療は必ず、副作用もあるはずです」と伝え、主治医が複数になれば責任の所在もわからなくなる、私にはその自由診療の詳細がわからないので、免疫療法を受けている間は、当科の抗がん剤治療を休止し、そのクリニックとタイアップしている病院で抗がん剤治療を受けることを推奨しました。

Ｃさんは、主治医として私を信頼しているので、病院を移ってまで、その治療を受けたいわけではないとおっしゃって、当科の治療に専念することを選びました。

Ｃさんは経済的に余裕のある方なので、おそらくは家族から一般的な治療だけではなく、何かできることがあれば何でもして、と言われたのではないかと、想像できます。１コース４００万円前後の費用も、Ｃさんにとってはたいした負担ではなかったのでしょう。

しかし、Ｃさんは主治医として私を信頼していることを口にして、家族を説得してくれました。このように信頼を寄せてくれる患者さんに対しては、主治医も自然と何とかしてあげたいという気持ちが湧き上がってくるものです。

食べられない患者さん

無理せず、食べられるものから食べていけばよい

がん治療において食べることは重要です。十分な食事を摂ることで、体力を保ち、回復を早め、感染症などにもかかりにくくなります。しかし、がんの治療中は病気のせいだけでなく、抗がん剤による副作用、手術による合併症、不安やストレスなど、さまざまな理由で食欲が低下します。食べたくても食べられない状況が起こってきます。

そのような状況で、どのようにして食べるか、食べる気を起こすことができるかによって、容態は変わってきますし、治療の進め方も変わってきます。

たとえば、抗がん剤治療は常に白血球、赤血球を壊しながら続ける治療です。その壊れた白血球、赤血球をどんどん作り直すだけの栄養がないと回復は難しくなってし

まいます。食事はがん治療中に患者さんができる、いちばん大事なことだといっていいと思います。

抗がん剤治療を受けると、味覚異常が起こって、味がよくわからないという患者さんも出てきます。そういう患者さんには、少々濃い目の味付けにしてでも、食欲を刺激して食べるようにお勧めしています。そんなことを言うと、「減塩が体にはいいのでは？」と言う患者さんもいるのですが、「大事なのは食事量の維持です」とお話しします。

減塩も大事ですが、それは病気になる前のこと。がんにならないための食事とがんになった後の食事は、まったく別です。がん患者さんに優先されるべきは、食べる量を減らさないこと。がんに勝つためには、現実的な戦法を選んだほうがいいのです。

極端な話、暑い日にビールを飲めば食が進むという患者さんならば、「飲んでもいいですよ」と私は言います。「ビールを飲め」なんて、いい加減な医者だと言われそうですが、病前は毎日晩酌をしていた人に、一切飲むなと禁じて、食事量が減らないだろうかと考えてあげることも必要だと思います。今までの生活の延長線上に、治療中の生活があるということも忘れてはいけないでしょう。

もちろん食生活に問題があれば、それは改善しなければいけません。たとえば、膵がんの患者さんが、フライを食べたら下痢をするようになったというのなら、脂肪分の取り過ぎが膵臓の負担になっているのですから、以前の食生活では揚げ物を好んで食べていたといっても制限が必要でしょう。体が受け入れるか受け入れないかの問題です。

世の中にはさまざまな食事法がありますが、極端な制限や理想論ではなく、その患者さんに合った食生活を考えることが重要です。医師からの指示は守りながら、無理をせず、食べられるものから食べるようにしていけばよいと思います。

また、友人と談笑したり、音楽を聴いたり、患者さんの食欲が増すことであれば、治療中だからと行動を制限しないで積極的に取り入れていけばよいでしょう。

うまくいかない人――我慢強さがよいとは限らない

Dさんは、70代男性。抗がん剤を投与されていました。がんの痛みが強く、主治医から医療麻薬の追加を推奨されていましたが、麻薬を服用したら、もうおしまいではないかと考えて、ずっと痛みを我慢していました。

しかし、最近、ついに痛みを我慢できなくなって医療麻薬の投与が開始されました。医療麻薬は本来、少量から開始して、痛みに合わせて増量しますが、Dさんの痛みは強く、少し多めの量から開始しました。

医療麻薬を開始してから、軽度の吐き気と強い便秘を併発しました。便秘のためか、少し食べただけでお腹がいっぱいになってしまいます。

「痛みの強さに合わせれば、麻薬を増やしたいけれど、便秘もひどいから麻薬の増量には躊躇します。あっちもこっちもは、うまくいかない。食事が全然のどを通りません」

Dさんは訴えます。主治医からは「便秘の起こりにくい医療麻薬に変更して、きちんと毎日排便があるように管理していきましょう」と言われました。

「こんなことなら、ここまで痛みが強くなる前、もっと食べられるうちに、医療麻薬を併用して、徐々に体を慣らしておけばよかった」

Dさんはため息をつきました。

うまくいかない人――行き過ぎた食事療法が、栄養バランスを崩す

Eさんは、40代女性。まだ中学生のお子さんと旦那さんと暮らしています。子供のためにも、何とかがんを治したい、長生きしたいと思って頑張っています。

何か自分でできることで頑張りたいと、「がんが消える」という食事療法の本を購入し、食生活を見直すことにしました。本の内容は、Eさんがこれなら何とか実行できると思えるものでした。それを実践して治った患者さんの話を読み、Eさんはやってみたいという思いを強くしました。

それから、Eさんは牛や豚などの獣肉の摂取をすべてやめ、毎日2リットル以上の

野菜ジュースを飲むようになりました。高価な水素水も友人に薦められて飲み始めました。しかし、主治医は特殊な食事療法に懐疑的でした。

しばらくすると、お腹が張るようになりました。また、抗がん剤投与後の白血球や血小板の回復も遅くなってきました。

そのうち、主治医から低栄養状態を指摘されて、Eさんはたいへん驚きました。栄養不良のため血液検査の結果でもアルブミンの値が低くなり、腹水も溜まっていると告げられました。

行き過ぎた食事療法で、バランスを崩したのかもしれないと、Eさんは考えるようになりました。

うまくいく人——とにかく食べて、体力をつけて。妻のどこでも食べ物作戦

Fさんは、60代男性。抗がん剤の副作用で食欲不振と味覚障害に悩んでいました。何を食べてもおいしく感じられないのです。吐き気止めの薬剤も併用していて、吐く

ほどの吐き気はないものの、食欲はなんとなく湧かないという状態です。

「いろいろな食材を食卓に並べています。昨日、おいしいと言って食べてくれたものも、今日はおいしいとは言ってくれません。ともかく、がんに負けないために、何かを食べてほしい」と奥さんは話していました。

奥さんのそんな努力のおかげで、Ｆさんは、つらい抗がん剤治療に耐えて、体重減少もなく、がんも落ち着いていました。

「いろいろと気を遣ってくれる妻には、心から感謝しています」と、Ｆさんは奥さんへの感謝の気持ちを素直に私にも聞かせてくれました。Ｆさんの感謝の心が、また、お世話をする奥さんの励みになっているのかもしれません。

「この人が食べられないと言っているのではなくて、がんが食べられないと言わせているんだと考えています。バナナでも何でも、夫の手の届く範囲には、常に食べ物を置いておいて、本人の気が向いたときに手に取れるようにしています」と話す奥さんのやさしい心遣いが、食欲がなかなか湧かないＦさんががんとの闘いに必要な体力を維持することに役立っているのだと思います。

うまくいく人――友人との楽しい語らいが、食欲を増進させる

Gさんは、70代女性。外来通院で膵がんの抗がん剤治療を受けていますが、抗がん剤の副作用による食欲不振が続いています。一人暮らしなので、普段の食事は自分で準備しています。

最近、親しい友人がランチに誘ってくれたそうです。

「友人とおしゃべりしていると、自分が病気だということをつい忘れてしまいます。自宅ではなかなか食べられなくても、友人と一緒だと食べられることに気がつきました。親しい友人は、病気のことを聞いてきません。おしゃべりの内容は病気になる前と一緒ですね」

先日、思い切って、Gさんは友人と韓国に行きました。海外に行ってもいいか、注意すべきことは何かあるかと、事前に私に相談があったので、移動が長時間にならな

いこと、短期間の小旅行くらいは構わないことをお伝えしました。

「自分でもびっくりするほど、たくさん食べられたんです。先生が、小旅行くらい大丈夫だよ、と勧めてくれたおかげです。主治医の許可があるならばと、別居している家族も了解してくれました。今度は、ハワイ旅行を友人と計画しているんですよ」と、嬉しそうに話してくれました。

家族の付き添い

だんだん付き添いが少なくなる患者さん、変わらない患者さん

患者さんとの面談に際して、たくさんの家族が同席されることがあります。ご家族が一緒に説明を聞きたいという気持ちはよくわかりますから、大人数で来られても構いません。説明を聞きたいという方がいれば、残らず皆さんに入っていただくようにしています。

そんなふうにみんなが患者さんの病気を心配していた家族でも、病気が表面上落ち着いてくると、だんだん付き添う人数が減って、患者さんの世話がなおざりになってしまうというパターンが、意外に多く見られます。

家族の一人ががんになったことで、大変だ、しっかり支えていかなければ、と団結したはずなのに、治療が日常の一部になって慣れてしまうと、だんだんそれぞれの事情にかまけて、患者さんへの気遣いがおろそかになってしまうのかもしれません。

しかし、病気はずっと落ち着いているわけではありません。家族にもそれぞれの仕事や生活があり、忙しいことはよくわかります。だから、毎回でなくてもいいですから、ＣＴ検査の結果が出たときとか、体調がちょっと思わしくないのでは、というときには、できるだけ家族が付き添って支えてあげてほしいと思います。

患者さんの体調が悪くなったり、病状に変化があったりするときには、医師から家族に伝えたいことが出てくる場合もあります。その意味でも、ぜひご家族と一緒に病院に来ていただきたいと思います。

うまくいかない人――付き添う家族がだんだんいなくなる

Hさんの場合、これから始める抗がん剤治療について説明する面談に、同居する長男夫婦と小学生のお孫さん、少し離れた市に住む妹さんご夫婦、東京で一人暮らしをする次男の6人が同席しました。

治療が始まってから、しばらくは長男が送迎をしていましたが、やがて、仕事があるからとついてこなくなり、Hさん一人で来るようになりました。体力が落ちて、一人での移動がつらくなる時期に、「次は、どなたかの付き添いがあったほうがいいですね」とHさんに伝えると、長男と一緒に来院するようになりましたが、仕事があるのでしょうか、点滴で抗がん剤を投与する間は、長男はどこかに行って姿が見えません。

長男は投与が終わる頃を見計らって戻ってくるのですが、それも遅くなりがちで、Hさんが一人ポツンと迎えを待っている姿がありました。

最初の面談では大人数で来たのに、だんだん家族が来なくなってしまうのは少しさびしいものがあります。家族ですから、Hさんの容態に興味が失せたということはないでしょう。病状が落ち着いているから安心と思っているのかもしれません。あるいは、Hさんが「私は一人で大丈夫だから、仕事あるんでしょ……」と、家族を気遣っているのかもしれません。でも、しんどい抗がん剤治療をしている以上、大丈夫なわけはないのです。

うまくいく人——患者さんを一人にしない。家族みんなで支える

「何人まで入れますか？」と、Iさんのご家族は10人でやってきて、治療法の説明に同席されました。奥さん、ご兄弟、息子さん、学校に上がる前のお孫さんもいました。

椅子は全部で8脚しかありませんでしたので、「立っていても構いません」と息子さんは言いましたが、診察用のベッドに腰掛けてもらいました。

その後、治療、検査のたびに、奥様と息子さんが一緒に来て送り迎えをして、治療にも付き添っていました。

CT検査画像の診断結果を話すときには、さすがに家族10人でやってくるようなことはありませんでしたが、奥さんと息子さんたちは同席していました。抗がん剤がうまく効いていることを伝えると、Iさん本人よりもご家族の方が喜んで、口々に「よかったね」とIさんに声をかけていました。

不思議なもので、治療がうまくいっている患者さんに限って、もう付き添いなしで通院しても大丈夫と判断される段階になっても、家族が一緒に病院にやってくる例が多いように私は感じています。

お金の話

自分にとって、本当に〝後悔しない〟お金の使い方は何かを考える

いつ、何に、どれだけお金をかけるかは、常に人生を左右する重要な選択になります。がんと診断されたときも、もちろん例外ではありません。ある人は、命に代わる

ものはないと、ありったけのお金を惜しまず治療のために使おうとするかもしれません。

ある人は、病前と変わらない生活を維持しながら、可能な範囲で治療費を賄《まかな》おうとするかもしれません。あるいはがんになったときに備えて、貯金をしていた人もいれば、手厚い保障のがん保険に加入していた人もいるかもしれません。また、どれだけかかるかわからない治療費に不安を募らせる人もいるでしょう。

ここでは、がんの治療中に何にどれだけお金をかけるかの選択の違いによって、うまくいかなかった人とうまくいった人の事例を紹介します。

確かにがんの治療では、医療費だけでなく、通院費、入院・在宅治療で新たに必要になる日用品やお見舞いのお返しなどの出費があり、患者さんとその家族にとっては小さくない経済的な負担になっています。

ただし、公的保険によって個人の医療費負担は低く抑えられていますし、1カ月に支払った治療費の総額が限度額を超えた場合には、超過分の払い戻しが受けられる高額療養費制度などの公的な支援制度もあり、我が国では経済的な事情にかかわらず、全国どこでも、誰もが平等に、適切な医療を受けることができるようになっています。

逆に、お金には困らないという人が大金を積めば、他の人が受けられない特別な治療や待遇が受けられる、などということもありません。患者さんには、これらのことを正しく認識された上で、がん治療期間中のお金の使い方について考えていただきたいと思います。

うまくいかない人――怪しげなサプリ、民間療法に保険金を注ぎ込んで

がんになったばかりの頃は、「生命が懸かっているときに、金額なんて気にしてられません」とか、「いくら、お金がかかってもいいんです。後悔がないようにしたい」と多くの方が感じるようです。Ｊさんも、そんな患者さんでした。

がん保険に加入されていたＪさんは、診断書を提出するとすぐにがん診断一時金を受け取ることができました。

Jさんのがんは切除不能でしたので、治療としては抗がん剤を投与することになりましたが、何とか治りたいという一心から、抗がん剤治療と並行して、インターネットなどの情報をもとに、「がんに効く」といわれているサプリメントを取り寄せて、いろいろ摂取していました。医師が提案した治療をきちんと受けていれば、患者さんが希望するサプリメントを医師が禁じることは、余程のことがない限りありません。

Jさんは高額なサプリメントの摂取にどっぷりとはまっていきました。そういう業界は、横のつながりがあるのか、1社のサンプルを注文すると、頼んでもいないのに全国からさまざまなサンプルが送り付けられ、怪しげな漢方薬のセールスの電話がかかってくるようになりました。

Jさんは抗がん剤治療をきちんと受けていましたが、その上にプラスアルファの効果を期待して、あらゆるものを試そうとしました。最終的には、ひと月10万円近くをサプリメントに費やしたそうです。

Jさんは自由診療の免疫療法にも興味がありましたが、主治医の私と話し合った結果、自由診療の免疫療法を施す医院に転院することは断念されました。もしかしたら、自由診療の免疫療法を追加することができなかったことで、余計に高額なサプリメントに傾倒してしまったのかもしれません。

治療開始当初は、腫瘍マーカーも低下し、ＣＴ検査でもがんは小さくなっていることが確認でき、抗がん剤の効果が認められていました。しかし、数カ月後、腫瘍マーカーが上昇してきました。

Ｊさんは、腫瘍マーカーの上昇に強い焦りを感じ、主治医の私に黙って、ビタミンＣの注射など新しい自由診療にも手を出していったようです。

病状の悪化がＣＴ検査で明らかになり、今後の治療についてご家族にも来ていただいて、Ｊさん本人を交えて相談することになりました。次の治療で期待できる効果や、懸念される副作用とともに、経済的な負担が少し増すことを説明しましたが、その際、ご家族から経済的な余裕が十分にないことを打ち明けられました。

Ｊさんは、経済的には比較的余裕がある患者さんと認識していたので、少し驚きました。ご家族からお話を聞いてみると、がん保険の一時金は、民間療法に費やして、あっという間に底をついてしまったそうです。

がんの治療は長期間に及ぶことも珍しくありません。治療がうまくいったからこそ、治療期間が長くなることもあります。治療が長くなるに従って、必要な治療費も増えていきます。がんの治療がどのぐらいの期間に及ぶかを、初めから予測することはできません。ですから、計画的な支出をあらかじめ考えたくても、計画しようがないと言われれば、その通りです。

がんの治療にかかる費用は、高額になってきています。国民皆保険制度という世界でも類を見ない素晴らしい制度のおかげで、我が国では医療に関わる経済的支出が軽く考えられがちです。しかし、家族で話し合って、残しておくべきお金と、使ってもよいお金を区別し、何にお金をかけるかをよく吟味してください。

「いくらかかってもいい」と思っていても、効果が不確かな治療法やサプリメントに、際限なくお金をかけられる人は多くないはずです。また、限られたお金をどのように使うかよく考えることが、「後悔がないように」することにつながるのではないでしょうか。

うまくいかない人――治療費よりも、商売に金を回したい

Kさんは、飲食業の男性で、いつも手持ちのお金には余裕がない印象でした。切除不能の膵がんと診断され、点滴による複数の抗がん剤の併用療法が開始されました。効果は徐々に認められてきましたが、この治療は高額です。加入している国民健康保険の3割負担の場合でも、毎回数万円の自己負担になります。

Kさんには新しいお店を出す夢がありました。病名を告げられた前後でしたが、銀行から多額のお金を借りて、開店準備と抗がん剤治療を両立しようと頑張っておられました。しかし、1カ月後、予定の診察日に受診されませんでした。すぐに、携帯電話に連絡を取ると、まだベッドの中と言います。前日も遅くまで仕事だったので、起きられなかったとのことでした。翌週に診察予約を変更して、お待ちすることにしま

した。

翌週、受診に来られると、抗がん剤治療を継続することが経済的に難しいと言い出されました。高額医療を必要とする患者を経済的に助けてくれるさまざまな制度があるので、患者相談室のサポートを受けて、ともかく治療を継続しようと、強く勧めましたが、「新しい店のことが一番、治療は二の次だ」と言います。「命あっての、お店なんじゃありませんか？」と言っても、「お金が大変なんで、もっと安い治療に変更してくれ」と言い張るばかりでした。

家族も交えて、再度、相談しましたが、Kさんの意志は固く、経口薬の抗がん剤に変更しました。複数の抗がん剤のときより、経済的な負担は軽減しましたが、効果は鈍く、徐々に病状は悪化していきました。ついには、痛みが激しくなって、自宅近くの病院に緊急入院し、当院への通院ができなくなってしまいました。

あのとき、何とか説得できていたらと思うと残念でなりません。

うまくいく人――治験参加で治療費を浮かす。家族に無理をさせたくない

　Ｌさんは、膵がんの治験に参加されました。標準治療に新しい薬剤を追加するかしないかで比較する第Ⅲ相の臨床試験で、二重盲検といって、担当する医師にも患者さんにも、追加した薬剤が本物かプラセボ（効果のない偽薬）かは、わからない仕組みになっています。

　一部の患者さんは、当たりはずれがあるような治験には参加したくないと敬遠されますが、Ｌさんは「少なくとも標準治療が、ほぼタダで受けられるなら、喜んで治験に参加します」と参加を希望しました。

　治験中の治療費は、少なくとも関係する抗がん剤の費用、採血やＣＴ検査の費用は、担当する製薬会社が負担することになっています。それどころか、外来通院の交通費の補助も受けられます。

　Ｌさんは、本来なら、このくらいの費用がかかっていたはずと計算して、その分を貯蓄に回していました。そして、体の負担を減らすために自宅から最寄りの駅までは、

あえてタクシーを使っていました。

「歩けない距離ではないんですが……せっかく、交通費の補助をもらっているんで、お金を有効に使いたいんです」と、Lさんはタクシーにした理由を説明していました。

「自分で稼いで、貯蓄してきましたが、自分の病気に全部使ってしまうと、妻が病気になったときに困るでしょう。でも、後悔はしたくないので、精いっぱい治療したい。そういう意味で治験を紹介してもらって、とてもよかったです」と、おっしゃっていました。

自らの命を脅かす病気に正面から向き合いながら、家族への心遣いも忘れない素晴らしい患者さんを担当できて、主治医として誇らしい気持ちになりました。

治療より仕事を優先する患者さん

がんになっても仕事は続けられる。でも、治療を後回しにしない

がんと診断されて治療を受けている間も、生活に必要な収入を得るために仕事を続けなければならないという方は多いはずです。

あるいは、治療のために休職するといっても、仕事の引き継ぎを考えればすぐに職場を離れるわけにはいかない、という心配を抱える方もいるでしょう。多くの方が治療と仕事は両立できるものだろうか？　という不安をお持ちなのではないでしょうか。

治療と仕事のバランスをいかにとるか。それは、経済、家族、生きがい、やりがいなど、さまざまな要素が関わる難しい問題です。治療に専念することで経済的に窮地に陥ることもあれば、日々のやりがいを失って、それが治療に悪い影響を与えることもあります。病状、年齢、仕事の内容、会社の規模や勤務体制、家族構成、家計の状

態など、患者さん一人ひとりが抱える事情によって、さまざまな選択肢が考えられます。

一つアドバイスさせていただくなら、がんと診断されても会社を辞める決断は簡単に下さないほうがいいでしょう。がん治療は進歩し、患者さんの負担は以前に比べかなり小さくなっています。

がんと宣告されたら、ただちに入院生活というイメージをお持ちの方もいるかもしれませんが、現実には、抗がん剤の投与は数週間に一度、それも通院だけで済む場合もあります。薬の副作用がきつければ、調整することもできますし、はっきり言って、治療期間中でも通常通りの生活ができる時間はかなりあります。

また、がんと診断されても働き続けられるようにサポートする、公的支援も充実してきています。迷ったら、病院の相談支援室や、家族をはじめとする周囲の方と相談し、慎重に決断を下してください。

うまくいかない人——仕事のケリがつくまで、と先延ばししているうちに

Mさんは膵がんと診断されました。主治医は今なら切除できると判断し、2週間後の手術を提案しました。Mさんは個人事業主。急に入院と言われても、引き受けた仕事を完了させられるのはMさんだけ。どうすればいいのか困った末、手術を2週間延期してもらって、4週間後に入院することにしました。しかし、4週間が経過し、入院する時期になっても、やはり仕事に区切りがつけられませんでした。

そこで、もう2週間の延期を主治医にお願いしました。主治医は、確実に切除できるうちに手術したほうがよいと思っていましたが、患者さんが希望するなら仕方がないと、手術の予定を延ばすことにしました。

実はMさんは症状もなく、膵がんと言われてもピンときてはおらず、仕事の都合だけが理由ではなく、大変な手術をできれば先延ばししたいと思っていたようです。

また、ほんの数週間でも手術を延期した結果、病気が進行し、手術できなくなることもあるのが膵がんの怖いところであることを、主治医も説明していませんでした。

医療関係者の間では常識でも、一般の患者さんがきちんと認識できないことにまでは思いが至らなかったのです。

Mさんは抗がん剤治療を受けることもなく、予定を延ばし延ばしにして、結局、初診から2カ月近くが経過してようやく手術の日を迎えることになりました。ところが、開腹してみると、腹膜播種《はしゅ》といってがん細胞が腹腔内に散らばって腹膜に転移している状態で、切除しても根治できないと判断され、そのまま手術は終了になってしまいました。

Mさんにしてみれば、自分の希望で手術を延期したとはいえ、こうなる可能性があることを説明してくれなかった主治医を恨むことになりました。

切除できなかったがんに対して、抗がん剤治療をすることになりましたが、その後の医師とMさんの関係はしっくりいきませんでした。

うまくいかない人――こんなに時間があるなら、会社を辞めるんじゃなかった

Nさんは、はっきりと自覚できる不調はありませんでしたが、人間ドックで肝機能障害を指摘されたので、近くの市立病院を受診しました。精密検査の結果は胆のうがん。がん専門病院を紹介されました。

Nさんは当時、中小企業に勤務されていましたが、病気の治療に専念したほうがよいという家族からの助言もあって、がん専門病院の診察前に退職の手続きをしました。Nさんとしては、がん専門病院の主治医に、そのくらい病気の治療に専念する覚悟があることをわかってほしいという気持ちもありました。

一方で、50代後半という年齢で退職することになり、成人前の子供を抱えたNさんは、経済的な心配がありました。しかし、中途半端に仕事を続ければ職場にも迷惑をかけるという気持ちもあって退職を決めました。

がん専門病院では、胆のうがんは切除が難しいという診断で、抗がん剤治療を受けることになりました。治療は週に1回、半日程度の通院のみで、入院は不要であると

告げられました。

それならば、何も退職することはなかったと気づいた時には遅かったのです。治療費の公的補助があるといっても、それだけでは不十分です。かといって、がん治療を受けながらの再就職ははなはだ困難。退職するのは、がん専門病院の主治医と相談してからでも遅くはなかったと、後悔することになりました。

うまくいく人――未来の仕事をモチベーションに、できる範囲で仕事を継続

Oさんは現役の医師で、切除不能の胆管がんと診断されました。がんと診断され、強いショックを受けましたが、周囲の医師から助言をもらって、気持ちを前向きに切り替えることができました。

医師としての業務はがん治療を受けながら続けました。それは、非常に困難を伴う毎日でしたが、家族のサポートや職場の理解も得て、時間のやりくりをしながら、何とか治療を継続することができました。

抗がん剤の副作用に悩まされることもありましたが、耐えられる副作用と耐えがたい副作用に区別し、耐えがたいものについては主治医と相談して治療内容を変更しました。副作用に耐えられると判断できる抗がん剤については、治療効果が低下しないように、体調が多少悪化してもそのまま継続しました。

仕事の面では、病状にかかわらず、共同研究などいろいろな話が舞い込んできましたが、重要度を勘案して仕事を取捨選択しました。興味があっても治療を考えると断らざるを得なかった仕事も、病気が良くなってから必ずやろうという強い気持ちで頑張りました。

がん治療は決して楽なものではありません。Oさんは未来の仕事をモチベーションにして、頑張られていたのだと思います。神様がいるとすれば、そういう前向きな患者さんに手を差し伸べられるのではないかと、私は信じています。

録音を希望する患者さん

録音は、事前に目的を伝えて許可をとる

診察時に、「録音してもいいですか？」と尋ねられる患者さんがいます。録音されて困るような話をするわけではないので、私は「どうぞ」と許可します。ＩＣレコーダーを用意される方もいれば、スマホで録音される方もいます。

　患者さんが録音を希望される理由は、医師の説明がその場で十分に理解できないので後で聞き直したい、同席できなかった家族に医師の説明を伝えたい、といったものが多いようです。そのような納得できる理由を述べて事前に断れば、録音を嫌がる医師は多くないと思います。

　ところが、中には事前の申し出もなく、無断でこっそり録音する患者さんがいます。患者さんからすれば、録音したいなどと言い出せば、医師が不快に思うのではないか

と心配なのかもしれません。でも、こっそり録音していることが見つかった場合のほうが、余程、感じが悪いです。初めての診察では言い出しにくいかもしれませんが、素直に申し出たほうがうまくいくと思います。

また、言質《げんち》をとって、何か嫌なことがあったときには病院を訴えるつもりで、医師に無断で録音するという患者さんの例もあります。今はそういう形でトラブルに備える時代なのかもしれませんが、なぜそんな揚げ足を取るようなことをするのだろうと思います。

「録りたい」と言ってくれれば、私は断ることはありません。心を開いて、患者さんと医師が足並みを揃えて、がんに立ち向かっていくほうがよいのに、医師と対立するような姿勢が治療のプラスになるでしょうか？

うまくいかない人——こっそり録音。気づいた医師との関係はぎくしゃく

Ｐさんは、家族に指示されたのか、受診のたびに、胸元にＩＣレコーダーを忍ばせ

ていました。私はICレコーダーの存在に気づいていましたが、明らかに隠し録りを意図しているので、こちらから「録音してもいいですよ」とも言い出しにくく、いつも見なかったことにして何も言いませんでした。

その日も、Pさんは I Cレコーダーを隠すような不自然な姿勢で説明を聞いていました。しかし、I Cレコーダーがちゃんと動いているかが心配なのか、こちらの説明に集中できていないようでした。そのうち、何かこちらの失言を誘うような、ヘンな質問をしてきます。

私は、Pさんに対する疑念が浮かんでくるのを止めることができませんでした。

「この患者さんも、ご家族も、医者を信用してくれていない。『医者の言うことはウソばかり』と思い込んでいるのかもしれない。『正体を暴くような証拠を摑んで、医者に突きつけてやろう。そうでもしなければ、患者はまともな治療を受けられない』とでも思っているのだろうか」と心配になりました。

このままお互いに疑心暗鬼の状態では、よい治療ができるわけはないと考え、「録音してもいいんですよ」と何気なく伝えましたが、Ｐさんは黙ったままで、ＩＣレコーダーによる録音について、その後も言い出すことはありませんでした。

うまくいく人――「家族に正確に伝えたいので、録音させてください」

Ｑさんは、がんと診断されて、抗がん剤治療を受けることになりました。説明時には、診察室に入りきれないくらい大人数の家族が同席されました。

普段は、ご夫婦だけで受診されていましたが、あるとき、「帰宅後に家族に、先生の説明を電話で伝えるんですが、会話を録音してもいいですか？」と、ＩＣレコーダーを取り出されました。

私としては録音されて困るような説明はしませんし、患者さんがうまく説明できずに家族に誤解があったら困るので、もちろん承諾しました。

それからＱさんは毎回ＩＣレコーダーを診察室の机の上に置いて、説明を聞いていました。後日、「先生に、（録音を）断られたらどうしようと思っていました。思い切ってお願いしてよかったです」とおっしゃっていました。

インターネット情報に翻弄される患者さん

玉石混淆のネット情報に振り回されない

インターネットによる情報収集は簡単で便利です。気になったこと、知りたいことがあれば、どこにいても手元のスマホから情報を集めることができます。

しかし、真偽やエビデンスのはっきりしない健康法の紹介や、取材記事やエッセイを装いながら最終的には健康食品などの販売を目的にした広告など、どこまで信用してよいのか判然としない情報も数多くネット上には存在しています。

もちろん役立つ情報にもたくさん出合うことができます。たとえば、国立がん研究センターが運営する「がん情報サービス」（↓44ページ）は、病気や治療法のことから、治療中の生活やお金のことまで豊富な情報を提供している信頼できるサイトとして、お薦めします。

医者任せにせず、患者さん自身ががん治療に関する情報収集をすることは重要です。そのためにインターネットは有効なツールですが、不正確な情報に翻弄されないようにしなければなりません。

信頼できる正しい情報を得ること。そのためには、情報の発信者を必ず調べる、「奇跡」などの言葉が出てきたときは信用しない、悲観的な闘病ブログは参考にしないとか、検索の仕方、情報の集め方、情報の受け止め方などに自分なりのルールを決めて、コントロールすることも一つの方法だと思います。

患者さんの家族や知人が、インターネットで見つけたと言って、民間療法などを薦めることもよくあります。家族や知人もよかれと思って薦めてくれているので、患者さんとしては耳を傾けないわけにはいかないかもしれませんが、「主治医の先生を信頼して、病院で治療を受けると決めているから、標準治療以外の治療法の情報は教えてほしくない」などと、自分なりのルールを決め、あらかじめ周囲に釘を刺しておくのもよいと思います。

うまくいかない人
——ネット情報を鵜呑みにして、標準治療を続けている場合じゃないと焦る

Rさんは50代前半のシステムエンジニア。最近、遠隔転移のある膵がんと診断され、抗がん剤治療を開始しました。「膵がんは最悪のがん」とあちこちに書かれており、何とか病気を良くしたいと、最新の情報をインターネットを通じて、入手するように心がけていました。

幸い、職場の理解が得られ、半年間、休職して治療に専念することになりました。週1回の通院以外は特にすることもなく、朝から晩までインターネットで膵がんの情報を読み漁《あさ》りました。

すると、素晴らしい効果が認められている最新の治療法がある、という情報に出合いました。効果の高い最新の治療法があるのに、自分は標準治療という一般的な治療

を受けていることが、損しているようで、このままでいいのだろうかと居ても立ってもいられません。いっそう、インターネットの情報収集に時間を費やすようになりました。

見つけた最新の治療法を受けてみたい、でも、医師に怒られたらどうしよう、今後の治療を断られたらどうしようと、主治医に言い出すことができないでいました。そのうち、素晴らしい効果が期待できる最新の治療法はたくさんあって、すべてを受けるためには、標準治療なんか受けている場合ではないという気がしてきました。

そんな中、免疫細胞を強化する治療が標準治療と併用できるという情報を見つけました。1コース400万円近くかかりますが、背に腹は替えられないと思い、妻を説得して銀行からお金を引き出しました。それでもやはり、主治医に言い出すことができません。以前の病院から現在の病院への紹介状のコピーが手元にあったので、それを持って自由診療の免疫療法クリニックを受診しました。

免疫細胞治療は微熱が出た程度でたいした副作用もなく、1コースを無事に終了することができました。ところが、抗がん剤治療を受けている病院での造影CT検査では、病気が悪化していることがわかりました。主治医からは、抗がん剤を変更して頑張りましょうと提案されましたが、自由診療のクリニックの先生からは、さらに最新の複合型の免疫細胞治療を提案されました。

ただし、1コース350万円の追加費用が必要だということです。さすがにもう妻にお金のことを言い出すことができません。高齢の両親に頼んでお金を出してもらいました。

そして、抗がん剤を変更して新しい抗がん剤を服用することは不安だったので、病院の主治医には現在の抗がん剤を継続することを強く主張し、最新の複合免疫細胞治療の効果に期待することにしました。

しかし、2カ月後の造影CT検査の結果では、病勢がさらに悪化していました。Rさんはインターネットや雑誌にも効果が宣伝されているのに、そんなはずがないと思いました。その頃、他のクリニックで免疫細胞治療を黙って受けていることがバレてしまい、病院の主治医との間は気まずい雰囲気になってしまいました。

Rさんは、インターネットの評判を鵜呑みにしてしまったこと、主治医に正直に相談しなかったことを激しく後悔しました。

うまくいく人――落ち込むような情報とは距離を置き、役立つ知恵は活用

Sさんも、Rさんと同年代で進行膵がんと診断されました。妻は、せっせとインターネットで情報収集し、あれこれ言ってきますが、Sさんは病院の治療に専念すると宣言し、他の治療を薦める妻の声を聞き流していました。

Sさんは、妻の気持ちを考えると、インターネットで情報収集するなとも言えませんでした。それに、インターネットの情報は治療の雑音になるものばかりではありません。患者さんのブログなどには、がん治療を受けながら過ごす毎日に役立つ知恵や工夫が記され、非常に役立つとSさんも感じていたようですし、勇気づけられることもあったようです。

患者さんが最後は亡くなった話には、どうしても気持ちが落ち込んでしまいますが、それも自分と他の人とは違うからきっとうまくいくと考えるようにすることで、無用な動揺をすることもなく、患者さんのブログを読むことができるようになっていたようです。

セカンドオピニオンで失敗する患者さん

セカンドオピニオンに時間をかけすぎると……

セカンドオピニオンを受けることは、患者の権利ですが、納得できるまでといって、何カ所も病院を回るのはお勧めできません。

がんの種類やステージにもよりますが、セカンドオピニオンを受けることに時間をかけて、治療のスタートを遅らせ、その間に体調が悪くなってしまっては、うまくいく治療もうまくいかなくなってしまいます。

治療を開始する前に、「この治療法でいいのか？」「この先生に任せていいのか？」と、しっかり検討することは大切です。すごく悩んだらいいと思います。

でも、セカンドオピニオンは1～2カ所で受ければ十分です。何週間も悩んでも、多くの場合、結論は変わりません。悩むよりも早く治療を始めたほうが、抗がん剤が効くか効かないか、早く結果が出て、次に進めるかもしれません。

治療を始める前のほか、一次治療の抗がん剤で期待通りの効果が得られず、薬を変えて二次治療を始める間際も、セカンドオピニオンを受けるタイミングになります。

ただ、一次治療の効果が判明して、別の薬を考えなければいけないという判断が出てから、セカンドオピニオンを受けたいと思い立って、慌てて調べ始めるのでは、タイミングを失するということもあります。

もし今の治療がうまくいかなかったら……ということは、患者さんとしては考えたくないことかもしれませんが、そこは冷静に起こりうることを想定して、早めに情報収集や準備をすることが、治療がうまくいくことにつながります。

仕事や日常生活でも、先を見て行動できる人は物事がうまくいきます。それができない人はうまくいかない。治療でも同じようなことが言えるでしょう。

うまくいかない人
――納得して治療を受けたいからと、たくさんの医師の意見を聞き歩く

膵がんと診断されたTさんがセカンドオピニオンを求めて、私のところにやってきたのは、がんの診断が確定してから6週間も経ったときでした。関西のがん診療連携拠点病院をいくつか回り、治療費が高額な自由診療の医院のセカンドオピニオンも聞き、最後に私のところにやってきたようです。

前立腺がんのようにゆっくり進行するがんであれば、まだよかったのですが、膵がんは、数週間も経てば、病状がかなり進行してしまいます。6週間というのは、明らかに時間のかけ過ぎでした。

納得して治療を受けるために、セカンドオピニオンを受けるということもあると思

いますが、治療開始を何週間も遅らせてまでとなると、やはりちょっと違うのではないでしょうか。病気に対して、早く治療の手を打ったほうがいいのは確かです。早ければ早いほど、治療法の選択の幅が広がります。ある時点で、思い切ることも必要です。

うまくいかない人

——薬が効かなかった。ショックを引きずってしまい、日々は過ぎ……

遠隔性転移を伴う進行性膵がんと診断されたUさんは、抗がん剤治療を受けましたが、がんは小さくなりませんでした。担当医からは「別の抗がん剤の組み合わせで治療しましょう」という説明を受けました。

しかしUさんは、最初の抗がん剤が効かなかったことがショックで、今後の治療にも悲観的になっていました。その様子に息子さんも動揺。息子さんはいろいろ調べた末、「他の先生の意見も聞いてみよう」とセカンドオピニオンを勧め、Uさんは担当医に紹介されて、私のところにやってきました。

しかしUさんが気持ちを整理したり、息子さんが二次治療やセカンドオピニオンについて調べたりしているうちに、日がたちまち過ぎてしまいました。私が相談を受けたときには、最初の抗がん剤治療の効果の判定が出てから、すでに1カ月以上が経過、Uさんの体調は目に見えて悪化していました。その結果、治療の選択肢は限られてしまいました。

Uさんには、この状態では、今の病院で治療したほうがいいという話をしました。結局、Uさんは元の担当医のもとで、納得して別の抗がん剤を組み合わせた治療を受け、少し持ち直して3年後に亡くなったそうです。

のちに「あのときもう少し早くセカンドオピニオンを受けていれば、違った結果になったかもしれない」と息子さんは悔いを残していたようだ、と人づてに聞きました。

うまくいく人
――今の薬が効かなくなったら……、悪い結果も想定して情報収集

Vさんがセカンドオピニオンを求めて私の勤務する病院にやってきたのは、抗がん剤が効かなくなり、一次治療を終了してすぐのころでした。担当医から、「ウチではやっていないが、がん専門病院ならば、治験が受けられるかもしれない」という情報を聞いてきたということでした。

一次治療を終えた直後という素早いタイミングで、治験のことまで考えて、セカンドオピニオンに来られる患者さんはあまりいません。聞けば、Vさんは一次治療で抗がん剤の効き目がまだ出ていたときから、「先生、この薬が効いているのは、ありがたいんですけれど、もし、効かなくなったら次、何がありますか?」と質問していたというのです。

そう聞かれた担当医は、「今の薬が効かなくなった場合には、こういう薬がある。こういうのもいけるかもしれない。ウチではやっていないが、治験という選択肢もあ

る」と答えてくれたそうです。

Vさんは条件に運良く合致して、セカンドオピニオンに来られてからすぐに、治験に参加することになりました。その結果、治験中の抗がん剤が効果を上げ、深刻な副作用が出ることもなく、今は３カ月ごとの経過観察で通院しています。

もし、一次治療の薬の効果が芳しくなかったとわかってから、どうしようとあたふたしていたら、治験に参加できるタイミングを逃していたかもしれません。

一人暮らしのお年寄りとその家族

一人暮らしの老親が、がんになった場合を考えたことがありますか

一人暮らしのお年寄りが増加しています。高齢者の一人暮らしと聞くと、わびしいものを連想するかもしれませんが、内閣府が２０１５年度に行った調査では65％の方が「経済的な暮らし向きに心配ない」と答えており、今のまま一人暮らしを続けても

構わないと感じているお年寄りが案外多いように思われます。

しかし、困るのは病気になったときです。がんと診断された場合に、高齢者が周囲のサポートなしに、一人きりで治療を続けるのは難しいでしょう。公的なサポートを利用するという方法もありますが、家族や身近な親族の助けを借りられるのであれば、やはりそれがいちばん心強いと思います。家族と同居できるのであれば、医師としてもひと安心です。

しかし、それぞれの家族の事情もあって、一人暮らしを続ける患者さんも少なくありません。受け入れる家族の側が強く同居を望んでも、あくまで一人暮らしを続けたいという患者さんもいます。

高齢の患者さんが家族・親族と離れて、一人暮らしのまま治療を続ける場合でも、うまくいく人とうまくいかない人がいます。うまくいく場合もうまくいかない場合も、ポイントは患者さんと家族・親族との関係だと思います。

お互いを気遣うよい関係であれば、治療期間をうまく過ごせる可能性はやはり高くなるでしょう。そして、その関係は患者さんがいよいよ助けを必要とする瀬戸際になってから、急によくしようと思ってもできないものなのです。

うまくいかない人
——独居の高齢患者は、何でも自分でできると言っていたが……

Wさんは、高齢で独居の女性。出身は四国で若い頃に大阪に出てきて就職、生涯独身で過ごしました。5人きょうだいの末っ子でしたが、きょうだいはみな亡くなっており、親族はきょうだいの子供や孫だけ。Wさんをよく知る親族はもうすでにいなくなっていました。

Wさん自身は、認知機能にも問題がなく、初診時からずっと一人で受診されていました。先々のことを考えて、「四国のご親戚に同席してもらいましょう」と勧めたこともありましたが、「私は自分で何でも決められるから大丈夫」の一点張りで、診察に親族が同席することを頑《かたく》なに拒絶していました。

また、公的な見守りサービスの利用を提案しても、今さら他人に家の中に入ってこられるのは、まっぴらごめんと断られました。

ところが、がんの進行とともに、日常に支障をきたすいろいろな症状が出てきます。あっという間に体調は悪化。しかし、そのときになって、高齢者が長期入院できる病院がすぐに見つかるわけもありません。

やっと入院先が見つかり、四国から親族が出てきましたが、親族にはＷさんの現金や通帳が家のどこに置いてあるのかもわかりません。入院している本人もきちんと説明できませんし、かといって、外出や外泊も難しく、諸々の手続きや支払いにもひと苦労、親戚たちは本当に困り果ててしまいました。

もっと早くからＷさんを強く説得し、病気の悪化に対する準備に着手してもらうべきでした。

うまくいく人——一人暮らしの母の気持ちを大切にした、息子たちの見守り方

Xさんは70代の女性、がんと診断され、大阪市内のがん専門病院に通院して抗がん剤治療を受けていました。旦那さんに先立たれ、息子さんが二人。長男は結婚して家庭を持ち、同じ大阪府下でも、Xさんの住む実家とは少し離れたところに住んでいました。次男は独身で東京の会社に勤務していました。

Xさんは家事全般、自分でこなすことができましたが、がんの痛みもあり、病前と同じように日常生活を過ごすことは難しくなっていました。

そこで長男は、平日、仕事が終わった後、実家で夕食を摂るようにしました。食事は病人であるXさんが用意しますが、二人で食事して、病前と同じように何気ない会話をして、数時間過ごした後、長男は自宅に戻ります。Xさんを引き取って同居するという選択肢もありましたが、長男は受験生の子供を抱えていることもあって、このようなやり方にしたようです。

次男は、月に1〜2回、週末を中心に東京から実家に戻るようになりました。兄弟間の情報共有は自然と緊密になっていきました。

じつは初診時には、兄弟の間には、意見の相違が目立っていました。父親を早くに亡くし、女手一つで育ててくれたXさんへの感謝の気持ちがお二人とも強かっただけに、長男も次男も、母のためにこうしたい、ああしたいという強い希望をそれぞれ持っていたようです。

そのような思いから、兄弟が意見を戦わせることがあったのは、無理からぬことです。しかし、Xさんは東京へ引っ越すことも、長男と同居することも希望しませんでした。母親のその決断を尊重し、兄も弟も自分の希望を強引に通そうとせず、お互いにできることを実践することにしたわけです。

兄弟は母親の看護のためにそれぞれの生活スタイルを変更したのですから、それなりの苦労もあったと思います。それでも、誰か一人だけが大きな犠牲を払うことが避けられたことで、Xさんと息子さんたちは、生活の質を保ちながら、気持ちを通わせ合い、がん闘病の日々を支え合って過ごすことができたと私は思っています。

医師との関係

医師vs.患者　対立的なコミュニケーションは治療の質を落とす

治療がうまくいくためには、患者さんと医師の信頼関係が欠かせません。しかし、患者さんと最初からよい関係をつくることは簡単ではありません。患者さんの中には、「医者は信用できない人間」と思い込んでこられた方もいます。

偏った視点から描かれた医師像に、インターネットなどで触れたのかもしれません。あるいは、以前に受けた治療がうまくいかなかった記憶から、「この先生はちゃんと診てくれるだろうか？」と疑心暗鬼で診察に来られる患者さんもいます。

患者さん本人とは、うまくいきそうなのに、家族の医師に対する警戒心が強く、なかなかよい関係をつくれないということもあります。

日常生活の中でも、人と人がよい関係をつくっていくのは難しいものです。患者さんと医師の間に信頼関係を築くまでに時間がかかるのは当然かもしれません。だからといって、はじめから疑ってかかるようなコミュニケーションでは、うまくいく治療もうまくいかなくなってしまいます。

信頼されていると感じると、医師もつい張り切ってしまうことがあります。患者さんと医師が角突き合わせたり、腹の中を探り合ったりするようでは、患者さんの治療にとっていいことは何もありません。

患者さんと医師は対立するのではなく、本来、同じサイドに立ってがんに立ち向かう関係にあるものなのです。

うまくいかない人——家族の医者への不満と愚痴が止まらず、診察が始まらない

Yさんは切除不能の胃がんと診断され、自宅近くの公立病院から紹介されて私の勤務先のがん専門病院に来られました。数カ月前から食欲がなく、腰が痛かったので、内科や整形外科の開業医も受診したものの、なかなか診断がつかなかったようです。

内科では胃カメラを勧められましたが、胃カメラはつらい検査だと聞いていたので、検査を断って胃の薬だけ処方してもらいました。そのうち腰が痛くなったので、マッサージを受けていましたが、いよいよ痛みが強くなってきて、整形外科で理学療法を受けたところ、少し痛みが改善しました。

その後、体重が減少してきたので、家族の勧めで公立病院を受診して初めて、骨への転移が認められる進行胃がんと診断されました。本人もたいへんなショックで、ご家族も狼狽《ろうばい》しました。インターネットで調べて、通院に2時間近くかかるものの、胃がんの治療実績が豊富な、私の勤務先のがん専門病院を受診することにしたのです。

初診時、Ｙさんはたいそうつらそうで、ほとんど食事も摂れなくなっていました。診察にはご家族が数人同席しましたが、今までの医師がいかに無能で、そのせいで診断がどれほど遅れることになったかと罵詈《ばり》雑言を並べ、がんを見つけた公立病院の医師についてまで悪口を言います。

「ご不満もおありでしょうが、これから仕切り直して頑張って治療していきましょう」と気持ちを切り替える言葉をかけても、なかなか収まらない様子でした。

他の医師に対する悪口を患者さんやそのご家族から聞かされるのは、気持ちのいいものではありません。医療者の側からすれば、「この人たちは、私たちについても、どこかで文句を言うことになるのではないか？」と不安になることはあっても、治療によい効果を及ぼすことは何もないように思います。

また、その日から入院できるように大きな荷物を用意してきていましたが、すぐには入院できないと告げたところ、今度は「なぜ、こんなにつらそうな患者を入院させないのか？」と、食ってかかられました。現在病棟は満床であり、順番に入院していただかなければならないこと、他の患者さんにも同じ気持ちでお待ちいただいていることについて説明をしても、医療者に対する不信がぬぐえないせいか、終《しま》いには「他の患者より、自分の家族を優先すべきだ」と言い出しました。

主治医としては、もちろん何とか患者さんの状態を改善してあげたい。でも、すぐ入院したいというYさんの希望は、現状を受け入れられないご本人や家族の不満が鬱

担当の看護師さんと一緒に謝罪しましたが、ｂさんの怒りは収まらず、その看護師さんを、えっと思うような激しい口調でなじっていました。

紳士的な方だと思っていましたので、正直、私はショックでした。それを契機に、外来化学療法室の看護師にもｂさんのことを尋ねたところ、診察室での印象とは違い、細かいことに注文やクレームの多い患者さんだという悪い評判を聞くことになりました。

看護師曰く、「ｂさんは井岡先生の前と、私たちの前ではまったく違う態度になるんですよ……」とのことでした。看護師たちはプロ意識の高い人たちですから、看護職を一段低く見るような態度があったとしても、その患者さんを不公平に扱うことはありませんが、それを聞いた私はいい気持ちにはなれませんでした。

看護師だけではなく、あらゆる医療職や事務職の協力があってこそ、その患者さんの治療を滞りなくスムーズに行うことができます。患者さんには、医師が医療の中心にいるように感じられるかもしれませんが、よい医療とは患者さんを中心にした医療で、医療職の中で上下はありません。一方で、患者さんが医療の中心であるからといって、どんな我儘《わがまま》な態度も許されるわけではないと思います。すべての医療職はその患者さんの治療経過が良好に推移するように全力で努力しています。ただ、残念ながらすべての患者さんが良い経過を辿るわけではありません。しかし、治療の経過が良くても悪くても、医療職への感謝は忘れないでほしいと思います。

多くの医療職は感謝されることで、１２０％の努力ができるようになるものです。医師だけではなく、多くの医療職が１２０％努力すれば、経過が良くなる可能性が数パーセントでも高くなると、私は信じて疑いません。

ですから、医師だけでなく、すべての医療職への配慮や感謝を忘れないでいることが、患者さんにとってもプラスになると思います。

うまくいく人——世話になった医療職すべてに、感謝を忘れない患者さん

ｃさんは、定年をむかえた初老の患者さんで、がんを切除すべく開腹手術をしましたが、遠隔転移があったために切除できませんでした。その結果に強いショックを受けましたが、家族や病棟の看護師たちの励ましで、気持ちを切り替え、外来で抗がん剤治療を受けています。

ｃさんは外来で受診する際、お世話になった看護師たちに挨拶するために、わざわざ病棟にもやってきます。現在、頑張れているのは、ショック状態だった自分を支えてくれた人たちのおかげだと感謝を忘れません。

病棟の看護師たちは、入院患者さんたちの状況によってはｃさんのお相手ができないこともしばしばです。そんなとき、ｃさんは、忙しい看護師の時間を奪うことがないように、さっさと外来に降りてきます。

また、ｃさんは病棟の看護師だけでなく、外来化学療法室の看護師、医療事務、クラークの職員の名前までよく覚えていて、○●さんにお世話になったとか、○×さんにお会いしたとか、医師に報告してくれます。

主治医だけでなく、すべての医療職に評判のよい患者さんは、主治医として誇らしく、この患者さんのためには、もっと頑張りたいと思わせてくれる存在です。

付け届けをする患者さん

付け届けは不要。いつでも誰でも平等に扱うのが医師の倫理

公立病院に勤務する医療者は、患者さんから金品を受け取ることを原則禁じられています。そのことをご存知ないのかどうか、医師へ付け届けをしようとする患者さんがいます。

医師との関係をよくしたいと考えているのかもしれませんが、医師は何かをもらったからといって、その患者さんを特別扱いすることはありません。むしろ、もし何かを患者さんから受け取ってしまった場合、医師は余計な心理的負担を感じてしまうことになります。かえってその患者さんに悪い印象を持ってしまうことにつながることと

もあるでしょう。

特に困るのが、現金を渡してくる患者さんです。極端な言い方をさせてもらうと、患者さんから現金をいただいても良いことなどないと想像しています。ぜいたくしたいと思っているわけでもないし、受け取ったことで、ややこしいことになるのはわかっているのですから。

でも、「うちの畑で穫《と》れた野菜です」とか、「先生のおかげで旅行ができました。これは、その旅先で見つけたお菓子です」と言って差し出されたものは、患者さんもそれで特別扱いをされたいと思っているわけではないことがわかりますし、高価なものでなければ、心理的な負担にもなりませんから、そういう特別なシチュエーションでは、多くの医師は受け取ってしまうかなと思います。

私は「山で獲《と》った」とキジをいただいたことがありますが、どうやって捌《さば》けばよいか、さすがに困りました。

医師に感謝の気持ちを伝えたいという心遣いはうれしいものです。でも、繰り返しますが、医師は金品を受け取ることができません。患者さんからのそういう申し出は、いつもお気持ちだけをありがたく受け取るようにしています。

うまくいかない人――商品券を押し付けられて、医師は困り果てた

dさんは切除不能の胃がんで、抗がん剤治療を受けています。dさんがかかっているのは県内有数の公立病院。複数の会社を経営し裕福なdさんは、初診時に明らかに商品券とわかる百貨店の包装紙に包まれた物を、主治医の白衣のポケットにねじ込もうとしました。

主治医は公立病院に勤務する医師として、患者さんから金品を受け取ることはできません。ただちに、断ろうとしました。

患者さんからの金品を受け取る医師もいるかもしれませんが、受け取ったことでややこしいことに巻き込まれたら面倒です。そんな主治医の気持ちはお構いなしに、dさんは「いったん出したものを引っ込めるわけにはいかない」などと言い出して、同

席した奥さんを困らせました。
受け取る受け取らないの押し問答に、主治医は貴重な診察時間を浪費するのも嫌でした。診察を待っている患者さんもたくさんいます。主治医はつい、商品券を受け取ってしまいました。

次回の診察からdさんは、主治医が付け届けを受け取ったからには当然とばかり、やれ診察時間を一番目にしてくれとか、主治医の担当ではない曜日を指定して、この日に診察してくれとか、緊急時のために主治医の携帯電話番号を教えてくれなどと、他の患者さんとは明らかに違う対応を要求するようになりました。

商品券を受け取ってしまった負い目から、無下に断れなくなった主治医は、患者から金品を受け取っていいことはないと思い知ったのでした。

この事例では結果的に、dさんは主治医を自分の思い通りに動かすことができたといえるかもしれません。しかし、主治医との関係は明らかに歪んだものになってしまいました。

うまくいく人――温泉まんじゅうと思い出が感謝を伝える

eさんは切除不能の大腸がんと診断され、抗がん剤治療を受けています。通院は2週間に1回。それが負担ではないといえば嘘になりますが、今の生活を維持するためには仕方がないと思っています。

抗がん剤を投与された後、数日間は倦怠感や吐き気が強いのですが、それを過ぎると普段通りの生活ができています。体調が回復する後半の期間には、夫婦で小旅行もし、時には泊りがけで出かけることもあります。

今回は、eさんの娘さん夫婦に子どもが生まれたので、孫の顔を見に行くついでに、温泉旅館に宿泊してきました。体調も比較的良好で、楽しい旅行となったようです。娘さん家族とも何枚も一緒に写真を撮って、いい思い出をつくることができたと話していました。

公立病院の医師が患者さんから金品を受け取ることがご法度であることは、eさんも心得ています。しかし、治療のおかげで孫の顔が見られたことを、主治医に改めて感謝したかったので、撮影した写真を主治医に見せ、娘さん夫婦が主治医にと購入してくれた温泉まんじゅうを渡すことにしました。

そういう経緯のお土産を、主治医も頑なに断ることはしませんでした。主治医は温泉まんじゅうを患者さんの思い出とともに受け取ったのでした。

治癒したと勘違いする患者さん

良い結果を過大に評価せず、悪い結果に気を落とさないように

抗がん剤治療では、薬剤が効いて順調に症状が改善する場合もあれば、薬の効果が上がって、腫瘍マーカーなどの数値も改善していたものが、一進一退を繰り返したあげく、だんだん薬が効かなくなって、数値も芳しくなくなり、薬を変えることになる場合もあります。患者さんによって治療の進み方のパターンはいろいろです。

つまり、どんなケースでも簡単に安心してはいけないということですが、抗がん剤

が効いたときに、「もう大丈夫」と患者さんが勝手な判断を下してしまうことがあります。

なぜ、「もう大丈夫」と思ってしまうのか？　副作用のある抗がん剤治療を続けたくないという心理が、そのような勝手な判断につながるのかもしれません。そもそも、がんになったという事実を受け入れられていないのかもしれません。

がん治療では「寛解《かんかい》」という言葉がよく使われます。寛解とは、がんが縮小、または消失して安定した状態を指します。この状態が継続して、治ることもあれば、がん細胞が再び増えたり、残っていたがん細胞が別の部位に転移したりすることもあります。

ですから、寛解に至っても、治療を継続することがあります。ところが、患者さんの中には、寛解を完全に治ったものと勘違いする方がいます。そういう勘違いをした患者さんは、がんの再発がわかるとたいへんなショックを受けることになります。

治療効果が上がったときには、素直に喜べばよいと思いますが、油断は禁物です。

逆に期待したような効果が上がらなかったときでも、気を落とさず、結果を冷静に受け止めながら、楽観的に治療に臨んでいただければと思います。

うまくいかない人――急速な回復に油断して、仕事を優先した結果……

50代のfさんは、みぞおちの痛みや腰痛を契機に膵がんと診断され、最初にかかった自宅近くの病院から、がん専門病院を紹介されました。最初の病院では「遠隔転移が明らかで切除不能、余命もせいぜい1年くらいでしょう」と厳しい予後を説明されましたが、がん専門病院の主治医には、「余命は誰にもわかりません」と言われました。

せいぜい1年と言われて、がっくりと気を落としていたfさんでしたが、がん専門病院で勧められた抗がん剤治療を開始して1カ月もすると、みぞおちの痛みが気にならなくなり、抗がん剤による吐き気などの副作用もほとんど認められず、非常に元気になりました。

毎週1回の抗がん剤投与さえなければ、病気になる前と変わらない生活が戻ってきました。会社では、責任ある立場を任され、新しいプロジェクトを立ち上げることになり、がん治療以前にも増して、大好きな仕事に打ち込むようになりました。しかし、その一方で、毎週の通院が煩《わずら》わしくなってきました。

そんなときに、友人が「がんと闘うな」と説く、有名な先生の本を紹介してくれました。その本を読んで、自分の病気は本当のがんではなく、この先生が言うところの「がんもどき」だったのではないかと考えるようになりました。それからです、ｆさんが通院よりも仕事の都合を優先して、通院が不定期になってきたのは。

異常値が出ていた腫瘍マーカーの数値も正常化しており、たとえ本当のがんだったとしても、今は消えてなくなっているはずだと考えるようになりました。

ところが、通院が不定期になって2カ月くらい経過した頃から、腫瘍マーカーが異常値を示すようになり、就寝時に腰痛を自覚するようにもなってきました。

そんなある日、体重が急に増えていることに気づきました。食べすぎたかな？　と感じましたが、1週間後には、おなかが張って苦しくなってきました。

主治医に症状を話すと、すぐに腹部エコー検査を追加され、その結果、腹水が溜まっていることが明らかになりました。せっかく効いていた抗がん剤も、きちんと定期的に投与しなかったためか、耐性ができて効果が薄れてきてしまったようです。

このまま同じ抗がん剤を定期的に投与しても、十分な効果が現れないことが予想されます。起死回生を期待して、抗がん剤は新しいものに変更されました。しかし、腹水は徐々に増え、あれだけ旺盛だった食欲も一気に減退してしまいました。出勤も難しくなり、プロジェクトリーダーも後輩に譲ることになりました。

病気が完治したと勝手に思い込み、定期的な治療をおろそかにしなければよかったとfさんは後悔しています。

うまくいく人——楽観的にも悲観的にもなり過ぎず、主治医を信じて

gさんも、fさんと同じように、みぞおちの痛みや食欲不振をきっかけに病院を受

診し、切除不能の膵がんと診断されました。その後、インターネットで調べて、膵がんの治療実績が多いがん専門病院を受診しました。

遠隔転移があるかどうかははっきりしませんでしたが、腹部に少量の腹水が溜まっていたため、抗がん剤治療を受けることになりました。心配していた副作用も少なく、麻薬系鎮痛剤も処方してもらったので、すぐに腹部の痛みは軽くなりました。

麻薬鎮痛剤を処方されたときは、もう良くなることはないかもしれないと思いましたが、がん専門病院の主治医が、抗がん剤治療をしっかり頑張るためにも、がんの痛みは放っておけないと言うので、言われた通り服用するようにしました。

すると、確かに夜間よく眠れるようになり、食後の腹痛も消失したので、食事もしっかり摂れるようになりました。抗がん剤は効果を示し、CT検査で膵がんが縮小していることが確認でき、おまけに腹水も消えてなくなりました。

腹痛がなくなったので、麻薬を中止してもよいと言われたときは、もう完治したんじゃないかと思いましたが、再び症状が悪化したら怖いので、医師に指示された通り定期的に通院しました。

そんな状態でいつのまにか、5年が過ぎました。思い切って、主治医に「手術できない膵がんで5年も元気なのはおかしい、誤診だったのではないか」と聞いてみました。

主治医は微笑みながら、「最初の診断のときに病理組織検査でがんと診断されているので、誤診じゃありませんよ。しかし、そう思えるくらい元気であると聞けて主治医としては本望ですね」と言いました。

抗がん剤治療を受けるのも非常に嫌だったけれど、今は、受けておいてよかったとgさんは感じています。

先進医療

最高の治療ではないことを知っておくべき

テレビやインターネットなどさまざまなメディアで、「先進医療特約がつきました」というがん保険の宣伝が流れ、「先進医療」という言葉をよく耳にするようになりました。

39ページの註2はじめ、本文でも何度も説明していますが、先進医療は最高の医療ということではありません。技術的に時代を先取りしている、という意味に捉えておく必要があります。

標準治療は「標準」という言葉の響きのせいか、「普通の」「並の」と捉えられてしまうことがありますが、これは大きな誤解です。現状で、医学的に最も推奨される治療のこと。つまり現段階では最高の治療法なのです。先進医療に関心を持たれた方は、この点をよく把握されますように。

うまくいかない人
――保険の特約で費用負担もないから、先進医療を受けなくては損？

膵がんを患うhさんは、がん保険に加入されていて、先進医療特約も追加されていました。民間保険の外交員は、hさんに「先進医療特約を追加しているのだから、それを利用して先進医療を受けなければ損だ」と説明しました。

hさんは、損だと言われると、先進医療を受けずにいることで、折角のチャンスを無駄にしているような気がしてきました。

hさんの膵がんは進行していましたが、幸いにも遠隔転移はなかったので、抗がん剤治療や放射線治療を受けた後、外科切除を予定していました。

ところが、外交員から先進医療のことを言われてから、インターネットで調べたところ、膵がんに対する重粒子線治療があることを知りました。一般の放射線治療よりも、２０１８年当時は先進医療であった重粒子線治療のほうがよいだろうと考えて、主治医に重粒子線治療を受けたいとお願いしてみました。

　hさんの住む地域には当時、重粒子線治療を受けられる医療機関がなく、他府県の施設で治療を受けることを検討していました。しかし膵がんに対する重粒子線治療は、当時まだまだ研究段階で十分なデータもないので、主治医はがん専門病院として経験が豊富な自分が勤務する病院で、予定通り標準治療を受けることを勧めました。

　それでもhさんは、普通だったら数百万円かかる費用も先進医療特約で負担がなく、何よりも、より進んだ医療を受けないことには損だという思いが強く、転院して重粒子線治療を受けることになりました。

　転院先での治療は副作用もなく、順調と思われたのですが、２カ月後、膵臓に隣接する胃や十二指腸から出血するようになり、抗がん剤も継続できなくなりました。そのうちに肝臓に遠隔転移が出てきて、結局は外科切除も見送らざるを得なくなりました。hさんは、一般的な放射線治療を受けていたら、手術を受けられたのだろうかと考えるのを止められません。

先進医療は、その時点で保険診療にするほどのデータは蓄積されていないものの、効果が期待できる治療法という位置づけであると、hさんが知るのは後になってからのことでした。

スーパーうまくいった患者さんの話

会社を辞めず、治療もやめず

私が治療に当たった方に、こんな方がいます。50代のiさんです。大手企業で管理職をされていましたが、膵がんを発症。すでに肝臓に遠隔転移していました。膵がんでは肝臓に転移すると手術が難しいため、抗がん剤治療を開始することになりました。まさにiさんに治療を開始しようとしたとき、新しい抗がん剤の治験の情報が入ってきました。その薬は、投与しても良くなる確率は5割あるかどうかというものでした。

そのうえ少し厄介な副作用も出る薬でした。

私はiさんにそのことを正直に話してみました。するとiさんはその治験を受けると言うのです。多くの患者さんは新しい薬に消極的なのですが、「井岡先生に診ていただかなかったら、この治験の機会もなかったので、感謝です」とおっしゃいました。

そして治験が開始されました。

副作用が出るものの

しばらく新薬の投与を続けていると、やはり副作用が出てきました。体重のかかる臀部《でんぶ》の皮膚にただれが起きるのでした。そのころiさんは勤務先の大手企業から子会社に出向し、社長として勤めておられましたが、デスクワークをする人にとって、これはかなりつらい副作用です。痛みに耐えながらの仕事、しかも社長という激務をこなさないといけないのですから、並大抵のものではありません。

しかしiさんは、副作用に見舞われるという不幸を呪ったりしませんでした。私が薬の量を減らすことを提案すると、ｉさんは「副作用が出るということは薬が効いている証拠なので大丈夫です」と明るく答えてくれました。

副作用が出ると、普通なら患者さんは気分が落ち込みますし、嘆きもします。主治医に「何とかしてほしい」と感情も露わに訴えてくる方もいます。しかしｉさんはあくまで冷静で前向き。座って仕事をするのがつらいのだから、立って仕事をすればいいと、当時珍しかった昇降式のデスクを使い、椅子に座らず立って職務にあたりました。

「ぼくは社長のクセに、仕事では立たされているんですよ」と周りにジョークを飛ばします。

本当はきっとつらいはずなのに、笑いで痛みを吹き飛ばすという態度に、私は感動を覚えたものでした。

苦しければ何とか手を打てばいい、工夫をしてみればいい、そんなｉさんのポジティブな気持ちが手にとるように伝わってきました。

主治医への信頼の結果が

苦しい副作用があってもiさんは、主治医である私に１００％の信頼を置いてくれました。私もその信頼に応えるべく、１２０％の力で治療にあたりました。

その甲斐あって、なんとiさんの肝臓に転移していたがんがなくなっていたのです。

そこで検査が進められ、膵がんの手術を行うことを提案するために、iさんとご家族に病院に来てもらうことにしました。

主治医との面談には家族が同席することが多いのですが、これまでiさんのご家族はあまり立ち会ってこられませんでした。それは、主治医である私の見解や連絡事項は、iさんがご家族に逐一伝え、理解してもらっていたからです。その証拠に、膵がん手術についての面談の際、ご家族はそれまでの経緯をすべて把握されていて「先生を信頼しておりますので、すべてお任せします」とおっしゃいました。

ここまで患者と家族の意思が統一されていて、主治医を信頼してくれるというケースはさほど多くはありません。手術は成功するのか、手術をしても再発するのでは……という不安から、家族の間で不協和音が出ることがあるからです。長年がん専門医として勤めてきましたが、がん治療に臨む姿勢にこれほどあっぱれと思ったことはありません。

手術は成功し、再発もなく、難治がんである膵がんを克服した稀有《けう》なケースとなりました。これもiさんの前向きな姿勢とご家族の支えがあってのことと思うのです。

おわりに

近年、「多様性」という言葉をよく耳にするようになりました。多様性とは、直接的にはいろいろな種類や傾向のものがあるという意味なのですが、もっと踏み込んで考えると「たった一つの正解に縛られない」「人とは違う自分を認める」というふうに捉えられるのではないでしょうか。

この点から、私はがんの治療にも多様性があってよいと確信しています。がんの症状は一人ひとり違います。抗がん剤治療も患者一人ひとりの症状や体調に合わせていろいろなやり方があるものです。セカンドオピニオンや緩和ケアも多様性の一つと捉えることができると思います。誤解を恐れずに言えば「何が何でも長生きをする」だけががん治療の唯一の正解ではないのです。

それは、患者本人にとっても、治療法を選べるということです。それは自分の生き方を真剣に考えることにもつながります。抗がん剤の副作用がつらければ我慢せず、医師にその旨を伝え、別の方法を選ぶことができないか問うことも必要です。

「こうあるべき」「～しなければならない」という固定観念に縛られることなく、医師も患者もがん治療の多様性を意識しながら、がんの治療にあたってほしいと思います。

そのような中でも、忘れてはならないのが、「患者本人が主役で、がん治療はチームで取り組む」ということ。患者本人を中心に、主治医や看護師をはじめとする医療職、そして家族がコミュニケーションよく取り組まなければ、どんな治療も100％の力を発揮できないでしょう。

これまで数多くのがん患者に接し、治療を行ってきた経験をもとに書き記した本書が、患者本人と家族のお役に立てることを切に願っています。

末筆になりましたが、出版にあたり幻冬舎の福島広司さん、木田明理さんに御礼を申し上げます。執筆を温かく見守り、ときには発破をかけてくれた最愛の妻まゆみに感謝の言葉を捧げます。

２０２２年初夏に

井岡達也

がん治療　うまくいく人の10カ条

①主治医を敵に回さない

がん治療の大事なパートナー。良好な関係のための努力を惜しまない

②同じ病気のネットワークや家族全員でとことん話し合う

家族や友人、仲間と一緒にがんと闘う人は強い

③治療は「高かろう、良かろう」ではない

国民皆保険制度の下では、追加料金のある治療が良い医療というわけではない

④うまい話・「治る」話に飛びつかない

がんは難しい病気。うまい話に飛びつく前にまずは主治医に相談

⑤医師以外の医療者の名前も覚えよう

看護師や事務の人、医療は病院全体のチームプレーであることを忘れない

⑥治療がつらいとき、それでも医療者を恨まない

体のつらさや押し寄せる不安に、医療者と一緒に立ち向かう覚悟で

⑦ラクする経費を惜しまない

たとえば病院へのタクシー代。「もったいない」より自分が楽な方を優先

⑧少し先の目標を上手につくる

旅行や外出、闘病中も生きる楽しみを削ってはいけない

⑨「周りに迷惑をかけたくない」と思い過ぎない

病気は誰もがなるもの。「お互い様」の精神で

⑩仕事（社会生活）を辞めない

「治療に専念しては?」という会社の言葉は聞かなくていい

主治医とうまくいく「こんな言い方」

治療法について、主治医に質問したり要望したりする場合、どう言えばうまく伝わるでしょうか。このような言い方をしてみてください。

①セカンドオピニオン

こんなふうに言ってみよう

「私の病状で、ほかに選択肢はありますか？」

「私が通える範囲の病院で、何か違うことをやっている病院はありますか？」

「先生自身がセカンドオピニオンを受けるとしたら、どんな病院がいいと思いますか？」

②民間療法（水素水など）に興味がある／薦められたこんなふうに言ってみよう

⬅

「私はあまり興味がないのですが、恩義のある先輩が私の病気を知って、こんなものを送ってくれたんです。服用していいですか？」（実物を持参する）

「もしかしたら、民間療法でも副作用があるかもしれません。今から始める病院での治療に影響はあるでしょうか。服用していいタイミングがあるとすれば、それはいつでしょうか？」

③主治医を変えたいとき

こんなふうに言ってみよう

⬅

「仕事の関係（付き添いの家族の都合）で、現在の月曜日には受診しにくくなってしまいました。火曜日なら受診しやすいのですが、火曜日に診察されている先生にバトンタッチできないでしょうか？」

④告知を受けたときのひと言

こんなふうに言ってみよう

⬅

「やり残した仕事があるのですが、普通に生活（仕事）できるのはどれくらいの期間でしょうか？　最悪の場合と、うまくいった場合のおおよその期間を教えてください」

「生命保険に、リビング・ニーズ特約を付加しています。今の病状で、その特約の保険金は受け取れますか？」

リビング・ニーズ特約とは、一般的に余命が半年以内であるときに保険金を受け取れる特約です。リビング・ニーズ特約の保険金が受け取れる診断書を医師が発行してくれるということは、担当医は、余命が半年以内の可能性があるということを認めていることになります。

⑤治療方針に不安があるとき
こんなふうに言ってみよう

⬅

「先生のお考えでベストの選択肢を提案していただいたと思いますが、私の病状で、ほかに選択肢はないでしょうか？」

「どんな治療法にも良い点と悪い点があると思うのですが、それをうかがってもいいですか？」

著者略歴

井岡達也《いおかたつや》

腫瘍内科医。山口大学医学部附属病院 腫瘍センター准教授。

一九九〇年日本大学医学部を卒業後、自治医科大学消化器内科を経て、九七年〜二〇二〇年、大阪国際がんセンターにて膵がんセンター内科系部門長を務める。二〇二〇年より現職。NHK「ためしてガッテン」などメディアでの活躍多数。

多くのがん患者の治療に日々取り組む、抗がん剤治療の第一人者。特に、膵がんや胆道がんの治療実績には定評がある。

幻冬舎新書 665

がん治療 うまくいく人、いかない人

二〇二二年九月三十日 第一刷発行

著者 井岡達也
発行人 見城 徹
編集人 小木田順子
編集者 木田明理 福島広司

発行所 株式会社 幻冬舎
〒一五一-〇〇五一 東京都渋谷区千駄ヶ谷四-九-七
電話 〇三-五四一一-六二一一(編集)
〇三-五四一一-六二二二(営業)
公式HP https://www.gentosha.co.jp/

ブックデザイン 鈴木成一デザイン室
印刷・製本所 株式会社 光邦

Printed in Japan ISBN978-4-344-98666-4 C0295
い-39-1

＊この本に関するご意見・ご感想は、左記アンケートフォームからお寄せください。
https://www.gentosha.co.jp/e/

山本健人

医者が教える 正しい病院のかかり方

点滴は風邪に効く？　抗生物質で風邪は治る？　がんは切るべきか切らざるべきか？　玉石混淆の医療情報があふれかえる中、ベストな治療を受け命を守るために必要な基本知識60を現役外科医が解説。

羽鳥隆

外科医の腕は何で決まるのか

がん手術のすべてがわかる

がんになり手術を受けて容体が悪化する人もいれば、順調に快復する人もいる。その違いは何なのか？　外科医の「腕」が患者に与える影響など、がん手術にまつわるすべてがわかる一冊。

里見清一

医者とはどういう職業か

医学部受験から病院への就職、労働環境、収入、出世、結婚、不倫その他スキャンダル、医療事故とそのリスク、そして名医の条件と将来の医師像まで医者のすべてを説き明かした画期的医師論。

山口仲美

大学教授がガンになってわかったこと

主治医と合わない。抗がん剤をやめたい。セカンドオピニオンがほしい。そんな時どう考えどう振る舞うべきか。「医者にお任せ」ではなく自分で決断する「賢いガン患者」になるための手引き書。

幻冬舎新書